GOLDMANN RATGEBER

Buch

»Die Faktoren, die unser Wohlsein als Einheit bestimmen, sind natürlich vielfältiger Natur, aber sie sind miteinander verzahnt, und ohne gebührende Berücksichtigung aller wird kein einzelner das bewirken, was wir Lebensglück nennen. Meine Absicht in diesem Buch ist, Ihnen die Grundzüge einer Methode vorzustellen, die ich entwickelt habe und seit Jahrzehnten erfolgreich vermittle. Doch obwohl sie ausschließlich den körperlichen Bereich anzusprechen scheint, will sie auch der Seele einiges mitteilen. Vordergründig sprechen wir vom menschlichen Körper und seinen subtileren Bereichen, wie auch seinem Potential an Bewegungsmöglichkeiten, Spannkraft und Geschmeidigkeit. Daß dies in Verbindung mit dem immer wieder betonten Atmen auch einen gewissen Lebensstil voraussetzt, z. B. bei der Ernährung, ergibt sich von selbst. Darüber hinaus hoffe ich aber, daß das Vertiefen in diese fortgeschrittene Form der Körperbetätigung seelische Signale des inneren Friedens, der echten Freude, des Verständnisses dem Nächsten gegenüber vermittelt. Indem Sie sich durch das intensive Befassen mit sich selbst besser kennenlernen, lernen Sie nicht auch alle anderen Menschen besser kennen?

In den Fotografien ist ganz bewußt auf grafische Hinweise der gedehnten Muskeln verzichtet worden, denn im Gegensatz zu anderen Gymnastiksystemen sind in der vorliegenden Bewegungsanleitung sowohl die Dehnfelder als auch das Spannungsfeld oft derart komplex und umfangreich, daß sie nur vom Übenden selbst entdeckt und bewußt wahrgenommen werden können. Gerade diese persönliche Beteiligung von innen her macht die Körperformung zu einem schöpferischen Akt, der den Übenden zutiefst befriedigt, erfreut, zu sich selber führt und ihm ermöglicht, sich als *ganzen* Menschen zu erfahren.«

Autor

Mosche Paul Oppenheimer wurde 1916 in Frankfurt a. M. geboren. Mit 17 Jahren siedelte er mit seiner Familie nach Palästina um. Die ersten Jahre dort arbeitete Oppenheimer in der Landwirtschaft und als Bauarbeiter. 1947 etablierte er eine Buchhandlung, die er zehn Jahre lang betrieb. Er überließ sie einem Freund, um sich mit Naturkost, Körpertherapie und Yoga zu befassen. Er lernte Naturheilkunde.

Im Mittelpunkt seines Interesses steht der Mensch als ganzheitliches Wesen; die Schwerpunkte seiner Studien waren Verhaltensforschung, Anthroposophie, Biologie und Organgymnastik. Seine Arbeitsweise ist stark geprägt von Einflüssen aus östlichen Disziplinen, wie z. B. modernen Formen von Yoga. 1960/61 lernte er bei Moshe Feldenkrais in Tel Aviv. Danach widmete er sich zwei Jahre lang dem Studium der Vielfältigkeit der Bewegungsmöglichkeiten, wobei das Ballett ihn sehr beeinflußte. Sein Privatinstitut für körperliche Gesundheit gab er Mitte der 70er Jahre ab und eröffnete ein Gymnastik-Zentrum, in dessen Programm Krankengymnastik und Heilmassagen bedeutenden Anteil haben. Mosche Paul Oppenheimer ist als Krankengymnast, Heilmasseur, Atem- und Bewegungspädagoge auch weiterhin aktiv.

Mosche Paul Oppenheimer: Dehnübungen –
Die Oppenheimer-Methode. Partnerübungen (10462) (März 1989)

Mosche Paul Oppenheimer

DEHNÜBUNGEN

Die Oppenheimer-Methode

Einzelübungen

GOLDMANN VERLAG

Der Goldmann Verlag
ist ein Unternehmen der Verlagsgruppe Bertelsmann

Made in Germany · 10/88 · 1. Auflage
Gekürzte, genehmigte Taschenbuchausgabe

Umschlaggestaltung: Design Team München
Umschlagillustration: Stockmarket-ZEFA,
N. Palmer, Düsseldorf
Satz und Layout: Peter Hübner
Verlagsservice, Waldeck
Druck: Presse-Druck Augsburg
Verlagsnummer: 10395
JJ · Herstellung: Ludwig Weidenbeck
ISBN 3-442-10395-9

Inhalt

Der Autor

Mosche Paul Oppenheimer wurde 1916 in Frankfurt am Main geboren. Mit 17 verließ er mit seiner Familie Frankfurt und begann eine Reise, die über das Baltikum und Holland in das damalige Palästina führte. Die ersten Jahre arbeitete Oppenheimer in der Landwirtschaft und als Bauarbeiter. 1947 eröffnete er eine Buchhandlung, die er 10 Jahre lang betrieb. Er überließ sie einem Freund, um sich mit Naturkost, Körpertherapie und Yoga zu befassen. Bei Dr. V.L. Ferrandiz, Barcelona, und Dr. Volkmar Glaser in Freudenstadt (Atemschule Pfister & Glaser) studierte er Naturheilkunde und machte sich Ende der 50er Jahre in Tel Aviv selbständig. Fortlaufend bildete er sich in Europa weiter, so bei Hinrich und Senta Medau, Jutta Holler-von der Trenck (Medau-Schule) und Christa Möwe. Im Mittelpunkt seines Interesses steht der Mensch als ganzheitliches Wesen; die Schwerpunkte seiner Studien gründen auf Verhaltensforschung, Psychologie und Biologie. Seine Arbeitsweise ist stark geprägt von Einflüssen östlicher Disziplinen, wie z.B. moderne Formen von Yoga. 1960/61 lernte er bei Moshe Feldenkrais in Tel Aviv. Danach widmete er sich zwei Jahre lang dem Studium der vielfältigen Bewegungsmöglichkeiten, wobei das moderne Ballett ihn sehr beeinflußte. Sein Privatinstitut für körperliche Gesundheit gab er Mitte der 70er Jahre ab und eröffnete ein Gymnastik-Zentrum, in dessen Programm Krankengymnastik und Heilmassagen bedeutenden Anteil haben. Mosche Paul Oppenheimer ist als Krankengymnast, Heilmasseur, Atem- und Bewegungspädagoge weiterhin aktiv.

»In den Fotografien ist ganz bewußt auf grafische Hinweise der gedehnten Muskeln verzichtet worden, denn im Gegensatz zu anderen Gymnastiksystemen sind in der vorliegenden Bewegungsanleitung sowohl die Dehnfelder als auch das Spannungsfeld oft derart komplex und umfangreich, daß sie nur vom Übenden selbst entdeckt und bewußt wahrgenommen werden können. Gerade diese persönliche Beteiligung von innen her macht die Körperformung zu einem schöpferischen Akt, der den Übenden zutiefst befriedigt, erfreut, zu sich selber führt und ihm ermöglicht, sich als ganzen Menschen zu erfahren.«

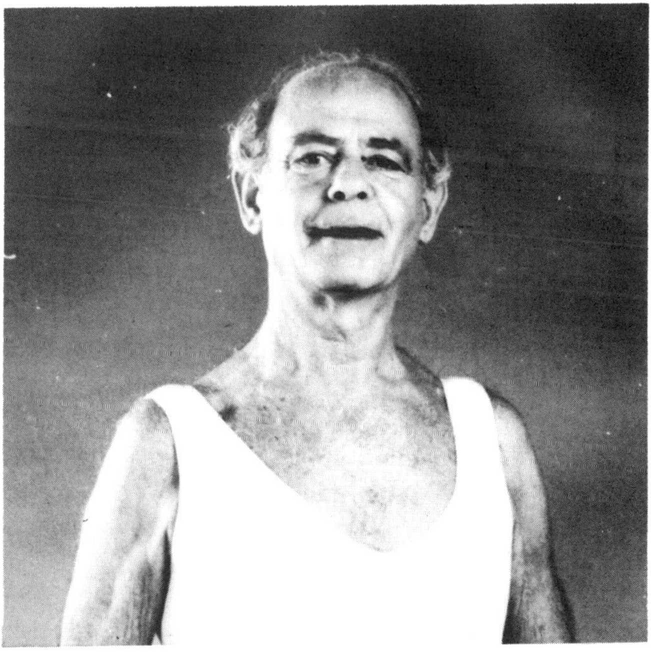

Vorwort

Zwei Gründe haben mich veranlaßt, eine Auswahl meiner Übungen zur Dehnlehre schriftlich auszuarbeiten. Zum einen gebe ich damit dem immer wieder geäußerten Wunsch meiner Schüler nach, ihnen und den interessierten Fachkreisen einen Leitfaden in die Hand zu geben, aufgrund dessen jeder dann entsprechend der individuellen Möglichkeiten, Bedürfnisse und Ziele die Dehnlehre ausbauen und variieren kann.

Zum anderen stelle ich immer wieder fest, daß wir zwar mit Fachliteratur über Körpertraining und Gymnastik überschwemmt werden, die meisten der einschlägigen Arbeiten aber für den an neuen Wegen der Gymnastik Interessierten recht unbefriedigend bleiben müssen. Es werden meist Übungen althergebrachter Art angeboten, die höchstens noch einmal neu beleuchtet und aufgemacht sind; oder man verliert sich in weitschweifigen Theorien, ohne ausreichende praktische Anleitungen zum Üben mitzuliefern. So kann eine Arbeit über Gymnastik weder für den Laien noch für die Fachkraft ausreichende Anregung für gründliches Arbeiten auf lange Sicht geben. Die Aufgabe dieses Buches wird daher in erster Linie eine klare und ausführliche Beschreibung der neuen gymnastischen Wege sein, wie ich sie mit meinen Gruppen entwickelt habe.

Wenn ich dem eigentlichen Übungsteil des Buches eine allgemeinere und theoretische Erörterung voransetze, so geschieht das nur, um die praktischen Übungen durch tiefes Verständnis des körperlich-seelischen Geschehens sinnvoller werden zu lassen.

Nichts liegt mir übrigens ferner, als etwa eine neue »Schule« begründen zu wollen. Ich bin sogar überzeugt, daß jedes System dieser Art, wenn es sich als solches einmal etabliert, in die Erstarrung führen muß. Das kann aber niemals Sinn und Ziel einer richtig verstandenen Körperertüchtigung durch Gymnastik sein. Mein gymnastischer Weg ist daher in erster Linie dynamisch. Ich möchte ja meine Schüler gerade aus ihrer Erstarrung befreien, sie mehr und mehr in Fluß bringen und öffnen, bis hin zu der Erkenntnis, daß man sich selbst und seine Umwelt zweckfrei lieben kann, wenn Körper und Seele harmonisch miteinander und nicht gegeneinander gehen. Ich beschränke mich daher im folgenden auf Übungsstrukturen, die dann je nach Bedürfnis und schöpferischer Fähigkeit des Übenden oder Führenden moduliert und variiert werden sollen. Sie entwickeln sich ganz organisch aus der lebendigen Arbeit mit Gymnastikgruppen und aufgrund meiner nun dreißigjährigen Tätigkeit als Krankengymnast, Heilmasseur, Atempädagoge und Bewegungstherapeut.

Besonderer Dank gebührt meinen Lehrern und den Schulen, die mein Leben grundsätzlich beeinflußt und in mir die schöpferischen Kräfte für meine gymnastische Gruppenarbeit geweckt haben: Atemlehrer Dr. Julius Schmitt, München; Moshe Feldenkrais, Tel Aviv; Dore Jakobs; K. Graf Dürckheim; Organgymnastik der Medau-Schule nach Jutta Holler-von der Trenck; Methode F.M. Alexander, England; modernes Ballett; Hatha-Yoga.

Tel Aviv, im Frühjahr 1988
Mosche Paul Oppenheimer

I
Die Situation

Am Anfang steht die Erkenntnis, daß wir durch die Lebensumstände in der heutigen Welt einer Anpassungssituation anheimfallen, die unseren biologischen Lebensradius schmerzlich einschränkt. Sowohl die Bequemlichkeiten und Vorteile unserer technischen Zivilisation als auch besonders deren ständige Anforderungen domestizieren uns im Laufe unseres Lebens so weitgehend, daß wesentliche Aspekte unseres Menschseins in Gefahr geraten, vollkommen zu verkümmern.

Ich meine die Beziehung zu unserem leiblichen Sein, unserem Körper. Wir sind im besten Zuge zu vergessen, daß Leib und Seele, Geist und Körper mehr sind als Geschwister, die man getrost an verschiedenen Orten ansiedeln kann. Aus der Antike hören wir den Spruch: Mens sana in corpore sano — gesunder Geist in gesundem Körper. Er gilt heute wie damals; aber wo man sich seiner erinnert und Leibesertüchtigung treibt, ist diese dem Zeitgeist untergeordnet und heißt Ausgleichssport oder gar Leistungssport. Dahinter verbirgt sich die Einstellung des Bauern seinem Esel oder Traktor gegenüber, den er nur insofern pflegt, als dieser wirtschaftlich bedeutungsvoll ist und seinem Besitzer in der täglichen Wettbewerbssituation zum Siege verhilft.

Es ist ja nicht so, daß wir heute keine Körperertüchtigung trieben, aber sie bleibt getrennt von unserem Selbst, dient unweigerlich einem erhofften, ganz konkreten Ziel und ist engstens gefesselt an die jeweiligen gesellschaftlichen Gegebenheiten, Moden und Trends. Wir müssen nur einen Blick auf die Leibeserziehung bei unseren Kindern werfen, um diese Einengung zu erkennen: Die kleinen Mädchen kommen in Gymnastik- und Rhythmikgruppen, später zu Tanz- oder gar Ballettkursen, um ihre Grazie und den zukünftigen Sex-Appeal zu fördern; Jungen dagegen werden angeregt, Athletik und sportlichen Wettkampf zu betreiben, einem Fußball- oder Hockeyclub beizutreten, wo sie lernen, sich männlich-aggressiv durchzusetzen. Gewiß kann man diesen Tendenzen ihre Berechtigung nicht ganz absprechen, aber sie stellen nur den Anfang der für unseren Zeitgeist charakteristischen Zerstückelung jeglicher Körperertüchtigung in zweckgebundene Spezialgebiete dar. Gymnastik wird betrieben, weil man überflüssige Pfunde loswerden will, Bodybuilding verspricht dem Schwächeren ansehnliche Muskeln, der Unsichere sucht im Karateclub Selbstsicherheit durch Aggressivität zu erlernen. In den Schwimmvereinen und beim Skitraining grassiert die schiere Rekordsucht, die jeder gesunden Beziehung zum Körper Hohn spricht. Die Liste solcher Sünden wider den Körper könnte beliebig fortgesetzt werden, und die unzähligen resignierten, enttäuschten Menschen, die sich von ihrem »Ausgleichssport« zurückgezogen haben, werden mir beipflichten, wenn ich behaupte, daß diese falsch verstandene Körperertüchtigung nichts anderes ist, als eine neue Ursache für gerade den Streß, die Verkrampfung und Verhärtung, die man durch die Arbeit am Körper überwinden wollte. Gerade heute, da das Leistungsprinzip im gesamten Berufsleben den Ton angibt, muß in der Freizeit unbedingt auf Wettbewerb verzichtet werden, wenn wir nicht zu geistigen oder körperlichen Robotern verkümmern wollen.

In einigen Gruppen und Schulen, in denen man ernsthaft und mit Hingabe traditionelle Gymnastik betreibt, tut man dies gewiß schon unter weitgehendem Verzicht auf Wettbewerb der

Übenden untereinander. Aber der Trend zur Spezialisierung und Aufspaltung wird allenthalben ganz unreflektiert übernommen: Es gibt eine Gymnastik für das Vorschulalter, eine andere für Jungen oder für Mädchen, für werdende Mütter, für Senioren, Männer oder Frauen. Der Sportarzt wird erklären, daß solche Aufteilungen allein schon wegen der gänzlich verschiedenen Leistungsnormen der Gruppen notwendig sind. Richtig, aber was sollen Leistungsnormen in der Gymnastik, an was wollen wir sie orientieren, ohne eine neue Wettbewerbssituation zu schaffen?

Ich meine, wer ernsthaft und mit Freude an der Ertüchtigung seines Körpers arbeitet, der findet die eigene Leistungsnorm in sich selbst, die je nach Vermögen wächst und niemals an einem äußerlichen Soll gemessen werden darf. Wo solche individuelle Arbeit am Körper stattfindet, da werden Aufteilungen in Alter und Geschlecht ebenso überflüssig oder gar sinnlos, wie es eine Gymnastik speziell für Zahnärzte, Trambahnschaffner oder Katholiken wäre.

Andere Kulturkreise haben schon immer Alternativen für die beschriebenen Fehlhaltungen entwickelt. Indien kennt die Tradition des Hatha-Yogas, das keinen Unterschied macht zwischen Männern und Frauen. Die Chinesen praktizieren das aus ihrer Kultur entstandene Tai Chi in größter Gemeinsamkeit als selbstverständliche Übung für Jung und Alt, Mann, Frau oder Kind auf allen öffentlichen Plätzen; und gleiches gilt von den Japanern, bei denen beide Geschlechter und alle Altersgruppen in den dort entwickelten Körpertrainingssystemen Aufnahme finden.

Weil bei solcher Gymnastik jeder nach bestem Vermögen tut,

was er kann, und nicht nur was er soll, wird der Körper nicht zum Traktor oder Esel degradiert, den man lediglich benützt, sondern bleibt integraler Teil des Menschseins. Jede Bewegung, jede Haltung ist von verinnerlichter Beteiligung getragen, der Bewegungsablauf wird bewußt erlebt, bezieht den ganzen Körper ein und wird so Ausdruck erbauender Anmut und Harmonie.

Wenn man mich allerdings fragen würde, ob der von mir entwickelte gymnastische Weg nichts weiter sei als Tai Chi oder Hatha-Yoga, könnte ich nur antworten: in keiner Weise; und das nicht etwa nur, weil das Ergebnis mehr wäre als die Summe seiner Teile, sondern weil die von mir entwickelten gymnastischen Strukturen der Dehnlehre alles andere sind als ein Gemisch aus Yoga, Feldenkrais'schen oder anderen Therapien, Ballett oder Medaugymnastik, sondern ein offener Lernprozeß, der auch für mich niemals abgeschlossen sein wird. Denn man kann zwar gelernt haben, aber nie genug, daß man nicht viel mehr noch hinzulernen könnte.

II
Gruppengymnastik

Viele meiner Schüler sind anfangs verwirrt, weil in meinen

Kursen alles so ganz anders läuft, als es ihrer Vorstellung von einer Gymnastikgruppe entspricht. Zunächst die Teilnehmer: Kinder, Jugendliche, Erwachsene beiderlei Geschlechts, oft ganze Familien. Das Gefühl der Gemeinsamkeit, das in einer so gemischten Gruppe während der Arbeit entsteht, kann in seiner positiven Wirkung gar nicht hoch genug bewertet werden. Besonders wenn Eltern Seite an Seite mit ihren Kindern, wenn Senioren zusammen mit der jüngeren Generation den oft für alle Teile problematischen Weg zum eigenen Körperbewußtsein suchen, wächst tiefes, gegenseitiges Verständnis, wird ein innerer Reifeprozeß ausgelöst, der im normalen Alltag gar nicht möglich wäre.

Sodann fällt auf, daß — von wenigen Ausnahmen abgesehen — keine Übung vorgemacht wird. Ich erkläre die Übung und ihren Sinn, und dann wird die Übung probiert. Wer zu Beginn darüber beunruhigt ist, daß es nichts Vorgemachtes zum Nachmachen gibt, der wird bald merken, daß ein ganz besonderer Reiz im vorbildlosen Selbertun liegt: der des schöpferischen Suchens und Findens. Für viele ist das eine völlig neue Erfahrung in einer Welt, in der eigene Kreativität fast nirgends gefragt ist. Natürlich kann dieses kreative Suchen auch zum Irren führen, aber der Irrtum wird dem Übenden sofort aufgrund deutlicher Signale seines Körpers bewußt. Wir können daher bei unserer gymnastischen Arbeit auf übertriebene Pedanterie verzichten. Ich werde in den nachfolgenden Kapiteln ausführen, warum sogar Begriffe wie »falsch« und »richtig« völlig umgewertet werden müssen. Einer der Hauptgründe dafür ist, daß es kein allgemeingültiges »Soll« für uns geben darf.

Der ältere Herr, dessen Körper in über zwanzigjähriger Büroarbeit völlig versteift ist, und der sich überdies nichts mehr zutraut, wird sich am Anfang bei den einfachsten Übungen schwertun, die seinem zehnjährigen Enkel wie von selbst gelingen. Wenn dann dem Älteren die Übung auch nur halbwegs gelingt, hat er sein persönliches »Soll« ebenso gut erfüllt wie der Junge.

Zum kreativen Üben gehört auch, daß man zwar einander einmal zuschaut, aber nichts »abschaut«. Darum, und aus Gründen der Konzentration, lege ich allen meinen Schülern immer wieder nahe, möglichst mit geschlossenen Augen die Bewegungen durchzuspielen. Das Auge ist ja immer nach außen und auf das Umfeld gerichtet, wir dagegen wollen unseren eigenen Körper wiederentdecken, die verlorene Verbindung zu unserem leiblichen Sein neu knüpfen. Denn das ist, wenn man schon von Ziel und Zweck der Dehnlehre reden will, der Sinn dieses gymnastischen Weges: den Körper wiederzuentdecken in seinem wundervollen Zusammenspiel von Knochen, Sehnen, Muskeln und inneren Organen, ihn neu zu achten und zu beachten in seiner unlösbaren Verwobenheit mit unserem Selbst. Das ist sinnvolles Tun. Zielgerichtet allerdings darf es nur insoweit sein, als das Ziel mit dem Weg identifiziert wird. In der Praxis heißt das: ganz von vorn beginnen, sich von allen festgefügten Gedankenklischees und andressierten Modellen lösen, um offen und unvoreingenommen das Neuland betreten zu können, das der Körper für uns Heutige meistens ist. Jede Übungsstunde wird daher mit einfachem, meditativem Ruhen eröffnet und geschlossen — zu Beginn, um eine Zäsur gegenüber dem Alltag zu schaffen, am Ende aber, um den neuen Körpererfahrungen nachzuspüren.

Alsdann bedeutet der Weg, Geduld zu haben mit sich selbst, mit der oft erschreckend ungewohnten Körperlichkeit. Viele meiner Anfänger entdeckten, daß sie die einfachsten Dinge verwechseln, sobald es sich um den eigenen Körper handelt. Alles, was ihnen in bezug auf die Umwelt problemlos klar war, wird problematisch: oben und unten, rechts und links am eigenen Körper werden verwechselt, und dieser Körper macht unter Umständen sogar ganz andere Bewegungen, als die von ihm verlangten. Dann heißt es wohl einmal, der Lehrer habe sich nicht deutlich genug ausgedrückt; und die Versuchung ist nahe, doch lieber zu einer Gymnastik zurückzukehren, die man nur nachzumachen braucht, ohne darüber nachzudenken.

Solche und ähnlich gelagerte Schwierigkeiten und Versuchungen aufzulösen, gelingt in meinen Gruppen fast immer, obwohl die Anwesenheit von fortgeschrittenen Teilnehmern auf den Anfänger auch entmutigend wirken kann. Äußerungen wie »ich werde das nie so elegant schaffen wie der oder die!« kommen in der Regel nur in der allerersten Zeit vor, solange der Anfänger sich noch nicht von dem universalen Irrtum befreit hat, man leiste erst dann etwas, wenn man mit den anderen gleichziehe oder sie sogar überrunde.

Unter den Schülern der Dehnlehre kann von Überrunden nicht die Rede sein, denn jedes Maß liegt im Übenden selbst. Er ist es, der die Übung gestaltet und sie mit seinem persönlichen Leben füllt, ganz ähnlich wie ein Musiker, der seine Partitur nicht einfach herunterspielt, sondern sie mit seinem persönlichen Leben erfüllt. Mit Leben, und also mit Qualität. In diesem Sinne begreifen die Schüler der Dehnlehre sich gegenseitig als Weggenossen, nicht als Konkurrenten — als Weggenossen auf der Reise zur Gesundung des Körpers, zur Selbstfindung.

III
Der Einzelne im Druck des Umfeldes

Angesichts der unleugbaren Vorteile und Bequemlichkeiten, die wir durch unsere technische Zivilisation genießen, ist man vielleicht geneigt, die dringende Notwendigkeit einer Wiederzusammenführung von Leib und Seele, Geist und Körper zu unterschätzen, und auch einen gymnastischen Weg wie die Dehnlehre womöglich als eine Art Luxus anzusehen, den man sich nur aus Gründen interessanterer Freizeitgestaltung leistet.

Daß dies nicht zutrifft, wird jedem klar werden, der sich einmal vor Augen hält, wie weit die anfangs erwähnte Domestikation den Menschen in seiner körperlichen Bewegungsfreiheit einschränkt, wie tief die Kluft zwischen Leib und Seele bereits ist. Betrachten wir in diesem Zusammenhang einmal die Entwicklung der körperlichen Bewegung vom Säugling bis zum Alter: Das Neugeborene in der Wiege erscheint uns als hilfloses Bündel: seine Stützgewebe, Muskeln, Knochen, Sehnen sind noch sehr weich, es kann nur liegen. Aber es strampelt, rudert mit den Ärmchen, bewegt den Kopf hin und her, und mit dem Erwachen des Blickes beginnt es schon, sich um gezielte Bewegungen zu bemühen. Zunächst allerdings setzt die Schwerkraft der Bewegung des Babys enge Grenzen: der Kopf sinkt aufs Kissen zurück, wenn er nicht gestützt wird, Becken und Schultern sind außerstande, den Körper aus der Rückenlage zu befreien. Dazu kommt, daß die zum Zusammenspiel der Muskeln nötigen Nervenbahnen noch nicht voll ausgebildet sind. Erst allmählich gelingt es dem Säugling, seine instinktive Motorik so weit zu beherrschen, daß er einfache Bewegungen ausführen kann.

Schon bald darauf wird er versuchen, in die aufrechte Lage zu kommen, zu sitzen, den Kopf der Blickrichtung folgen zu lassen, zielgerichtet zu greifen. Mit dem ersten gelungenen Versuch, sich auf Knien und Händen von seinem Ort fortzubewegen, tritt er ins Kleinkindstadium ein. Muskeln und Knochen sind inzwischen durch ständiges, spielerisches Üben soweit gestärkt, daß nun auch das aufrechte Stehen probiert wird, ein Spiel der noch labilen Standfestigkeit mit der Schwerkraft, dem schnell der Balanceakt der ersten selbständigen Schritte folgt.

Die physische und psychische Entwicklung geht von da an geradezu stürmisch weiter. Wenn die motorische Tätigkeit der Muskeln von Anfang an immer auch Ausdruck des eigenen Befindens war, so wird sie das jetzt in ganz besonderem Maße: Das Kleinkind erlebt die Lust an der eigenen Bewegung, es spielt damit, tollt herum, hüpft, kugelt sich mit einem scheinbar ganz unproportionierten Aufwand, der aber in Wirklichkeit viel geringer ist als der, den unsereins für solche Bewegungen aufwenden müßte, denn Körper und Seele, Innen und Außen sind beim Kleinkind noch eine vollkommene Einheit; und wie es seine Lust am Leben im Sinne des Wortes »verkörpert«, so auch den Frust, indem es mit dem Fuß stampft, sich auf den Boden wirft oder sich im Extremfall ängstlich zusammenrollt. Diese Körpersprache ist wie das Lachen und das Weinen als Ausdruck der Einheit von Leib und Seele der ganzen Menschheit eigen. In anderen Epochen und Kulturen konnte der kleine Mensch solche Ausdrucksmöglichkeiten stetig erweitern, aber bei uns greifen spätestens kurz vor der Schulreife die gesellschaftlichen Gegebenheiten bereits einschneidend in die körperliche und seelische Entwicklung des Kindes ein: Schon der Kindergarten verlangt Einschränkungen, die Bewegungslust wird gebremst, den Notwendigkeiten des Zusammenlebens, der Ordnung angepaßt und zweckgerichtet. Das Kind wird domestiziert. Mit dem Eintritt in die Schule und der Erziehung des Intellekts beginnt heute die sträfliche Vernachlässigung des Körpers. Bewegungslust ist erwünscht, wo sie zweckdienlich ist, sie wird kanalisiert und zugeteilt nach Alter und Geschlecht und nach den Forderungen des herrschenden Systems.

Als Folge dieser Domestikation finden wir bereits im Grundschulalter Verkrampfungen, Haltungsschäden und seelische Probleme. Unter Mißachtung der antiken Weisheit, daß nur im gesunden Körper auch ein gesunder Geist wohnen kann, nimmt der Trend zur Vernachlässigung der körperlichen Belange im Verlauf der Lehr- und Studienjahre sogar noch zu. Statt erweitern zu können, was wir als Kinder an Haltung und Bewegung naturgemäß und erfinderisch ausprobierten, müssen wir uns notgedrungen an ein eng umgrenztes Bewegungsrepertoire gewöhnen, wie es unsere städtische Zivilisation von uns verlangt. Daß der junge Mensch sich körperlich nicht

»ausleben« kann, ist gewiß auch einer der Gründe für die überall beklagte Aggressivität von Jugendlichen, ihre Vorliebe für übermäßig rhythmisch betonten Tanz, ihre Vandalismen und ihre Flucht in den Alkohol- und Rauschmittelkonsum.

Der Erwachsene hat dann seine Bewegungsfreiheit erfolgreich auf ein Minimum beschränkt. Die meisten Rückenwirbel sind inaktiv, Sehnen und Muskeln versteift, der Kopf wird nur ganz selten — beim Einparken — nach hinten gedreht, Brustkorb und Schultern sind nahezu unbeweglich, und entsprechend oberflächlich bleibt der Atem, zumal die Bauch- und Beckenpartien des Körpers völlig vernachlässigt werden. Kraftwagen, Fahrstühle, Rolltreppen und eine bevorzugt sitzende Lebensweise tun im Zusammenspiel mit falscher Ernährung, Zigaretten- und Alkoholmißbrauch das Übrige, aus der »Krone der Schöpfung« ein Nutz- und Haustier zu machen. Ungewohnte Bewegungen oder Haltungen werden nun als Anstrengungen empfunden, große Gebiete unserer Bewegungsmöglichkeiten werden sogar vergessen. Wir sind zwar in unserem Berufsleben vielleicht ausgezeichnete Spezialisten, niemand kann uns in Bilanzbuchhaltung oder Computertechnik etwas vormachen, dafür aber haben wir unseren Körper weitgehend von unserem Erleben abgetrennt, ihn zum bloßen Vehikel werden lassen, um es kraß zu sagen, zu einem Fahrgestell, zu einem Stoffwechselcontainer. Wenn wir dann ins Pensionsalter kommen, entspricht der zur Gewohnheit gewordenen körperlichen Versteifung und Verkrampfung meist auch eine Verhärtung und Einengung auf seelischem Gebiete, und oft sind wir nicht mehr in der Lage, den Lebensabend so zu genießen, wie wir es verdient hätten.

Gewiß bleibt uns diese Fehlentwicklung nicht völlig verborgen. Irgendwann wird es nötig, überflüssige Pfunde loszuwerden, irgendwann fällt uns plötzlich das Bücken übermäßig schwer oder wir kommen beim Treppensteigen außer Atem. Wir beschließen dann, »etwas für unseren Körper« zu tun. Aber die nun unternommenen Versuche, der Verelendung des eigenen leiblichen Seins Einhalt zu gebieten, sie womöglich rückgängig zu machen, bleiben unbefriedigend, auch wenn wir angesichts von Könnern und Profis nicht nach kurzer Zeit resignieren und unser sportliches Interesse von da ab auf den Tribünenplatz und das Fernsehen beschränken. Sie bleiben sogar da im Grunde unbefriedigend, wo jahrelang mit ehrlichem Bemühen Gymnastik im herkömmlichen Sinn getrieben wird. Woran liegt das? Der Grund wurde bereits angesprochen: weil wir in unseren Denkgewohnheiten der körperlichen Seite unseres Daseins nur die Rolle eines Vehikels zubilligen, das man gut behandeln muß, auf daß es reibungslos funktioniere. Weil wir uns mit unserem Körper nur zögernd oder gar nicht identifizieren und dadurch eine Kluft in uns geschaffen haben, vor der wir hilflos stehen, wenn dieser Körper uns dann bei gegebenem Anlaß im Stich läßt.

Seit Beginn des wissenschaftlich-technischen Zeitalters vor knapp 200 Jahren hat der Mensch mit stetig zunehmender Einseitigkeit sein rational-logisches Denken gepflegt. Da immer neue Erfolge auf diesem Wege seine Lebensqualität in nie zuvor erreichter Weise zu verbessern schienen, glaubte man, den wachsenden Zwiespalt zwischen dem logozentrischen Weg und dem kreatürlich-instinktiven Teil des Menschen unbeschadet in Kauf nehmen zu können. Daß auch die gesellschaftlichen Strukturen sich im Zuge dieser Entwicklung radikal änderten, wurde zunächst sogar als Fortschritt erlebt. Das gesamte viktorianische Zeitalter und die erste Hälfte dieses Jahrhunderts sind von solchen positivistisch-optimistischen Ideen geprägt, einschließlich der marxistischen Revolution.

Daß aber der einseitig logozentrische Weg ein fataler Irrweg ist, sollte uns angesichts der Zwanghaftigkeit unserer Konsumgesellschaft inzwischen eigentlich klar geworden sein. Es würde den Rahmen dieses Leitfadens sprengen, im einzelnen auf Ursachen und Erscheinungsformen dieser Zwänge einzugehen, die von einem falsch verstandenen Streben nach hohem Lebensstandard, rapide zunehmender Oberflächlichkeit auf allen Gebieten des Menschseins und nahezu völligem Verlust des Zentrums gekennzeichnet sind. Dem Heilgymnasten, dem Bewegungstherapeuten zeigen sich indessen die tragischen Folgen dieser Entwicklung; denn wo der Zusammenhang von Leib und Seele, Geist und Körper nicht gepflegt wird, wo das Kopfdenken allmählich die vom Leibe innewohnende Weisheit unterdrückt hat, da wird alles Organische zur Maschine und der Mensch zu einer Marionette, an der Arm und Bein, Rückgrat und Nacken sich nur noch nach ganz beschränktem, ritualisiertem Repertoire bewegen, da wird der Leib zum nützlichen Haustier, dem man ausschließlich zweckgebundene Aktivität andressiert oder es nach den vom herrschenden Modetrend diktierten Wunsch- und Zielvorstellungen hochzüchtet. In diesem Lichte betrachtet ist es dann nicht weiter verwunderlich, wenn Muskeln, Sehnen und Knochen, wenn Stützgewebe und innere Organe über kurz oder lang anfangen zu »streiken«. Fuß- und Knieleiden, rezidive Sehnenscheidenentzündung, wer kennt sie nicht? Ganz zu schweigen von Bandscheibenschäden und anderen pathologischen Veränderungen, die heute sogar im Jugendalter auftreten. Und wer von solchen Leiden noch verschont bleibt, der wird dafür von ständiger Nervosität, von inneren Spannungen und Erschöpfungszuständen heimgesucht. Was ist zu tun?

Wir müssen umdenken. Zerbrochene Brücken wieder instandsetzen. Wir müssen abgerissene Verbindungen neu knüpfen und Expeditionen aussenden, das unbekannte Land zu erforschen, das unser leibliches Sein für uns geworden ist.

IV
Die Dehnlehre — ein Weg zur Selbstfindung

Der berühmte Traum Jakobs offenbart in mythologischer Bildhaftigkeit das Wesen des Universums und die Stellung des Menschen, die sich daraus ergibt. Himmel und Erde stehen für die grundsätzliche Bipolarität der ganzen Schöpfung, die Leiter mit auf- und niedersteigenden Engeln aber stellt ihre Dynamik dar.

Der Mensch steht, wie die Leiter im Traum, mit beiden Füßen

fest auf der Erde und mitten im kreatürlich-instinktiven, leiblichen Sein. Das Haupt dagegen — und im hebräischen Text wird die Spitze der Leiter tatsächlich »Rosch«, also Haupt, genannt — erhebt sich in den Bereich des Geistigen. Dies ist es, was ihn erst zum Menschen macht, während alle andere Kreatur noch der Erde allein und dem zwar makellosen, aber unabänderlichen Ablauf der Instinkte verhaftet bleibt.

Die Besonderheit des Menschen gegenüber dem Tier, aus dem kreatürlichen Bereich in ein geistiges Bewußtsein gleichsam hinauszuragen, gereicht ihm immer dort zum Segen, wo — wie das Gleichnis beschreibt — die Engel auf der Leiter auf- und niedersteigen, wo also geistiges und leibliches Prinzip in lebendiger Verbindung miteinander stehen, die beiden gegensätzlichen Kräfte sich die Waage halten und um eine gemeinsame Mitte schwingen. Von ganz anderer Seite und aus einem ganz anderem Kulturkreis wird uns dieses Schwingen zweier gegensätzlicher Kräfte um eine gemeinsame Mitte ebenfalls bestätigt: die Denker des alten China erklärten die Welt aus dem dynamischen Zusammenwirken von Yin und Yang, dem leichten Himmel und der dunklen Erde. Beide ergänzen sich im Symbol des Tao zum perfekten Rund, das sich um den eigenen Mittelpunkt dreht.

Wie wahr die Erkenntnis ist, wie wichtig für uns das im Jakobstraum so treffend ausgedrückte Miteinander der zweifachen Natur des Menschen und wie fatal eine Vernachlässigung dieses Prinzips sich auswirkt, wurde bereits gesagt. Aber die Bedeutung des Bildes vom Zusammenwirken gegensätzlicher Kräfte ist damit nicht ausgeschöpft. Die beiden beschriebenen Bereiche des leiblichen und des geistigen Seins folgen nämlich auch in ihrer inneren Struktur dem Polaritätsprinzip. Das leuchtet sofort ein, wenn man sich für den geistigen Sektor einmal den Vorgang des Denkens im einzelnen vergegenwärtigt: da zeigt sich, daß der Ablauf unserer Gedanken ein vielschichtiges Gewebe aus bejahenden und verneinenden Elementen ist, etwa wie eine Rechenaufgabe, in der jedes Glied, wie auch immer es sonst beschaffen sein mag, durch ein Plus- oder Minuszeichen bestimmt ist. Wichtiger noch für die Erhellung unseres gymnastischen Weges und für das Wiederentdecken des eigenen Körpers ist aber die Tatsache, daß auch er bis in seine letzten Fasern nach dem gleichen Prinzip funktioniert.

Jedes einzelne unserer Glieder, jede Körperpartie, die wir bewegen können, ist mit zwei gegensätzlichen Muskelgruppen ausgerüstet, den Beuge- und den Streckmuskeln (Agonisten und Antagonisten), die in feinster Abstimmung zusammenwirken müssen, soll eine koordinierte Bewegung entstehen. Bereits die Fähigkeit des aufrechten Stehens verdanken wir dem Zusammenspiel solcher Muskelgruppen, die in ihrer Gesamtheit wiederum im Verein mit dem tragenden Skelett der Schwerkraft entgegenwirken. Und wenn wir an die inneren Organe denken, etwa an Herztätigkeit, Zwerchfellbewegung und Peristaltik — um nur drei Beispiele zu nennen —, so ist ihr Funktionieren undenkbar ohne das unermüdliche Zusammenspiel der Gegensatzpaare Spannung und Lösung, Zug und Gegenzug.

Wir könnten fortfahren, jede einzelne Tätigkeit des Körpers unter dem Gesichtspunkt der Bipolarität zu analysieren. Aber dann bliebe alles Theorie, und ich widerspräche mir selbst, indem ich gerade das förderte, was ich für schädlich halte: die Vorherrschaft des Kopfes ohne Verbindung mit dem leiblichen

Sein. Eben diese leibliche Seite unseres Wesens aber wollen wir ja neu entdecken, erweitern und stärken; und das kann niemals geschehen, wenn wir nur mit dem Intellekt an die Aufgabe herangehen.

Das ist auch der tiefere Grund, warum wir uns nicht einer Gymnastik im herkömmlichen Sinn zuwenden können. Die herkömmlichen Schulen der Körperertüchtigung betrachten und beherrschen den Körper vom Standpunkt des Kopfes aus. Es geht ihnen im Grunde nur um eine hygienische Maßnahme, gleichzusetzen etwa mit der täglichen Körperreinigung und dem Zähneputzen. Bei dem Weg, den wir einschlagen werden, geht es dagegen um Zuwendung und Verständnis.

Das mag im ersten Augenblick seltsam klingen. Aber der erste Schritt zum körperlich-geistigen, seelisch-leiblichen Miteinander ist tatsächlich die Zuwendung des einen zum anderen. Wie man sich einem unglücklichen und verstockten Kind zuwendet, um es aufzuschließen und zum Sprechen zu bringen, so müssen wir uns unserer Leiblichkeit zuwenden. Und wie man dann dem Kinde zuhört und es einmal ausreden läßt, so müssen wir in unsere Leiblichkeit hineinlauschen und den Körper sprechen lassen. Das geschieht, indem wir verhältnismäßig ruhige Bewegungen mit wacher, nach innen gekehrter Aufmerksamkeit ausformen und dabei ins Körperinnere hineinhorchen. Schon eine Handbewegung hat, wie wir dann feststellen werden, Auswirkungen auf den Arm bis hinauf zur Schulter. Und diese, in ihrer wunderbaren Aufhängung an Schulterblatt und Schlüsselbein, teilt ihre Bewegung dem Hals und Nacken, dem Brustkorb und dem Kopfe mit. Wir werden Bewegungsabläufe finden und gestalten, an deren Drehungen und Dehnungen der ganze Körper teilhat und deren kraftvoll konzentrierte Endposition durch das leibliche Geschehen zurückwirkt auf unsere Geisteshaltung. Schwingung und Spannung, Lösung und Ruhe werden wir kennenlernen, den Raum um uns in seiner Beziehung zum Körper und seiner Bewegung ganz neu ausloten und so im geduldigen, gelassenen Fortschreiten von außen nach innen, von unten nach oben, eine gesunde Vertrautheit zu unserem Dasein in dieser Welt gewinnen.

Dabei läuft alles in üblichen Bahnen ab, nichts ist esoterisch oder geheimnisumwoben. Denn alle unsere »Übungen« (die ich nur mangels eines treffenden Begriffs so nenne), all unsere gymnastischen Dehnungen und Spannungsbögen, Bewegungsabläufe und Ruhepositionen beruhen auf den anatomischen Gegebenheiten des menschlichen Körpers, auf der Revitalisierung erfahrungsgemäß vernachlässigter und schwacher Punkte des Körpers.

Da, wo wir als kleine Kinder die Entwicklung unseres Bewegungsreichtums und die Ausgestaltung unserer Körpersprache haben unterbrechen müssen, um uns den vorgegebenen Strukturen der modernen Welt anzupassen, da wollen wir beginnen, uns selbst wiederzufinden.

V
Einzelaspekte der Dehnlehre

1. Der Atem

Kein unmittelbar erlebtes Körpergeschehen ist von größerer Bedeutung für unser Wohlbefinden als der Atem. Zusammen mit dem Herzschlag begleitet er uns durch das ganze Leben. Die meiste Zeit sind wir uns unserer Atemtätigkeit gar nicht bewußt. Nur bei besonderen Anlässen nehmen wir von ihm Notiz: wenn uns vor Schreck »der Atem stockt«, wenn wir vor Anstrengung »außer Atem« kommen, oder wenn unsere Atemorgane erkrankt sind.

Die äußere Atmung sorgt für die oberen Luftwege und die Bronchien für den Luftaustausch in den Lungen. Beim Einatmen gelangt Sauerstoff über die Lungenbläschen ins Blut, das gleichzeitig Kohlendioxid in die Lungen abgibt. Die Luft, die wir ausatmen, ist stark kohlendioxidhaltig. Als innere oder Zellatmung bezeichnet man den chemisch hochkomplizierten Austausch des Blutsauerstoffs gegen das Kohlendioxid, das bei der Lebenstätigkeit der Zellen als Stoffwechselprodukt entsteht. Da keine Zelle ohne Sauerstoff leben kann und sie nach kurzer Zeit auch an ihren Stoffwechselprodukten eingehen würde, sind sowohl die innere als auch die äußere Atmung, wie wir alle wissen, lebenswichtig. Der Sauerstoff-bzw. Kohlendioxidgehalt des Blutes wird daher von unserem im Stammhirn gelegenen Atemzentrum überwacht. Sobald der Kohlendioxidgehalt des Blutes einen bestimmten Grenzwert überschreitet, veranlaßt das Atemzentrum eine verstärkte Aktivität der Atemmuskulatur. Da die vielseitigen und lebenswichtigen Funktionen des Stammhirns dem Bewußtsein nicht zugänglich sind, können wir bei Übersättigung des Blutes mit Kohlendioxid den Atem nicht mehr zurückhalten. Allerdings verfügen wir gerade bei der Muskulatur des Brustkorbes und Zwerchfells im Normalfall auch über eine Kontrolle durch den bewußten Willen. Während wir kein anderes unserer inneren Organe durch den Willen beeinflussen können, ist stärkere Atmung also auch dann möglich, wenn im Blutkreislauf einmal kein erhöhter Bedarf an Sauerstoff besteht. Die Lunge füllt zusammen mit dem Herzen den ganzen Brustkorb. Dieser ist nach unten durch das Zwerchfell verschlossen, das wie ein Segel quer durch unsere Leibesmitte gespannt ist. Durch seine Auf- und Niederbewegung beim Atmen entsteht in den beiden großen Körperhöhlen des Brust- und Bauchraumes abwechselnd Sog und Druck. Dadurch geschieht bei jedem Atemzug eine Innenbewegung, die nicht nur die Blut- und die Lymphströmung unterstützt, sondern auch die Organe des Brust- und Bauchraumes bewegt und belebt.

Das Atmen in seinem doppelten Aspekt als vegetativ und auch willentlich gesteuertes Geschehen nimmt die Mittelstellung zwischen Leib und Seele, Körper und Geist ein. Verkörpert finden wir diese Mittelstellung des Atems im Zwerchfell, das gewissermaßen das Obere gegenüber dem Unteren abgrenzt, die Grenzlinie zwischen dem mehr geistigen und dem vegetativ-instinktmäßigen Teil des Rumpfes bildet. Durch die unablässige Auf- und Abbewegung des Zwerchfells aber geschieht ein ständiges Strömen zwischen den beiden Polen, wird immer aufs neue der Ausgleich angestrebt. Es ist das Zwerchfell, das jenes Schwingen um die Mitte verursacht, von dem wir früher sprachen. Diese Schwingung ist unser persönlicher Rhythmus, und er läuft in den drei Phasen der Ausatmung, Pause und Einatmung ab. Dabei kann das Verhältnis der drei Phasen zueinander ganz verschieden sein, je nachdem, in welcher psycho-physischen Verfassung man sich befindet. Sicher ist, daß jeder Mensch seinen ureigensten Atemrhythmus hat, der bei keinem anderen Menschen eine Wiederholung findet.

Der Zivilisationsmensch hat seit langem schon sein Atmen vernachlässigt oder zusammen mit allen anderen Bewegungsmöglichkeiten den Umfeldzwängen angepaßt. Ohne sich dessen bewußt zu sein, hat er damit gleichzeitig seine Persönlichkeit ziemlich drastisch verändert und beschränkt. Die Atmung der meisten Menschen ist flach, und wo man einmal »tief durchatmet«, da geschieht dies mit übertriebenem Willensaufwand. Je flacher der Atem, desto geringer die Innenbewegung, desto geringer also auch der Austausch und Ausgleich zwischen Oben und Unten. Wo der Atem auf natürliche Weise strömt, da durchläuft seine Bewegung den ganzen Leib, wird spürbar im Ober- und Unterbauch, in den Lendenpartien des Rückens, im Beckenbereich und nach oben bis an die Schlüsselbeine. Geübte können dieser sogenannten Atemdruckwelle bis an die Körpergrenzen nachspüren. Ein guter, natürlicher Atem sorgt also nicht allein für den vollständigen Austausch von Sauerstoff und Kohlendioxid, sondern regt darüber hinaus den Säftestrom im Körper und — durch die massierende Innenbewegung — die Aktivität aller Organe der Bauchhöhle an. Sein Schwingen um die Leibesmitte ist die Hauptvoraussetzung für unser leibliches und seelisches Wohlbefinden.

Durch die gezielten Bewegungsabläufe und Spannungslinien der Dehnlehre werden dieser zentralen Schwingung längstvergessene Atemräume neu erschlossen, deren Auswirkungen sich nicht allein auf den Brustkorb beschränken, sondern auch im Rücken und in der Lendengegend, im Bauch und im Becken Erstarrtes wieder geschmeidig machen. Der Übende merkt bald, daß jede Bewegung, jede Stellung ihr eigenes Atmen fordert. Voraussetzung für die jeweils wirksamste Atmung ist allerdings, daß man sich den neuen Erfahrungen ganz aufschließt und vor allem darauf verzichtet, mit bewußtem Willen atmen zu wollen. Nicht zu wollen, sondern geschehen zu lassen, ist der Weg zum gesunden Atmen. Der Atem ströme frei und unregiert. Wenn dann die jeweilige Dehnübung wünschenswert häufig wiederholt wird, findet auch ein anfangs gestörter Atem zurück in seinen naturgemäß lebendigen Rhythmus.

Besonders wichtig ist das für die Endpositionen, die sehr starke Aktivierungsreize auf das Atemzentrum ausüben, so daß es zu ausgiebigen Atemreaktionen kommt. Es ist dann von entscheidender Bedeutung für den Erfolg der Übung, trotz des Kraftaufwandes und eines eventuell auftretenden Dehnschmerzes völlig gelassen zu bleiben und den inneren Energiequellen zum Durchbruch zu verhelfen, indem man der Atemwelle keinerlei Widerstand entgegensetzt.

Aber nicht nur im Zusammenhang mit Bewegung und Endposition soll das Atemgeschehen ungehindert dem organischen Bedürfnis folgen; auch die Ruhestellung in den Pausen und die meditative Entspannung vor und nach der Lektion müssen zum Atem in Beziehung gesetzt werden. Hierbei kommt es nach der Übung zur Nachatmung in gelöster Ruhe, wodurch die oben beschriebene Innenbewegung ganz besonders deutlich erlebt werden kann. Lassen Sie Ihren Atem strömen: beim Einatmen möglichst ausnahmslos durch die Nase, beim

Ausatmen gegebenenfalls auch einmal durch den Mund.

2. Der Rhythmus

Alles Leben ist erfüllt von Rhythmus. Bei den ganz großen Rhythmen sprechen wir von Zyklen: beim Lebenszyklus etwa, Jugend, Reife, Alter, oder bei den Jahreszeiten. Wir meinen damit ganz allgemein die Wiederkehr von gleichartigen Erscheinungen in gleichen Zeitabständen. Denken Sie an das Bild der an den Strand rollenden Brandung.

Das menschliche Leben wird durch ein überaus komplexes Gewebe von Zyklen und Rhythmen bestimmt. Jede Frau kennt ihren monatlichen Zyklus; Tag und Nacht bilden einen Rhythmus, und unser tägliches Dasein gliedert sich nach ihm in Arbeit und Feierabend, Wachen und Schlafen. Einen für unser Überleben unerläßlichen Rhythmus stellt neben dem Atem die Herztätigkeit dar. Den Atem können wir bis zu einem gewissen Grade anhalten. Das Herz dagegen gehorcht dem Willen nicht. Setzt auch nur ein einziger Herzschlag aus, spüren wir sofort ein akutes Angstgefühl. Dabei schlägt das Herz keineswegs etwa stets gleichschnell, wohl aber — im Normalfall — mit großer Regelmäßigkeit. Seine Frequenz steht in engstem Zusammenhang mit Blutzusammensetzung und Atemtätigkeit und hängt darüber hinaus von zahlreichen anderen psychischen und physischen Faktoren ab. Diese Tatsachen sind hinreichend bekannt. Wir nehmen die Herztätigkeit für selbstverständlich hin und wundern uns höchstens, wieso sie lebenslang und pausenlos stattfinden kann. Das ist aber möglich, weil es sich um eine rhythmische Arbeit handelt.

Jeder Pumpvorgang des Herzens dauert nämlich nur 3/8 der Gesamtzeit von einem Herzschlag zum nächsten, 5/8 der Zeit ruht das Herz. In der modernen Industrie- und Leistungsgesellschaft haben wir es verlernt, die Pause im Rhythmus zu beachten. Viele Menschen können nach der Arbeit daher nicht mehr »abschalten«, ihr Rhythmus ist gestört, sie finden keine oder nur unzureichende Nachtruhe, suchen in Pharmaka Zuflucht und zerstören ihren natürlichen Rhythmus dadurch vollends. Wir überfliegen heute die Datumsgrenze der Erde und wundern uns dann, daß wir durch den so aus dem Takt gekommenen Bio-Rhythmus tagelang zerschlagen sind. Ein typisches Zeichen der fortgeschrittenen Rhythmuszerstörung ist die übertrieben rhythmisierte Unterhaltungsmusik und die totale Abwesenheit nachvollziehbarer rhythmischer Strukturen in der zeitgenössischen »ernsten« Musik. Eine der Hauptursachen für die innere Zerrissenheit des heutigen Menschen, für die Verhärtungen und Verkrampfungen auf körperlichem Gebiet wie auch die depressiven Phasen in unserer Psyche, ist neben dem Verlust der Mitte vor allem die Zerrüttung des inneren Rhythmus.

In der Dehnlehre sind daher die Bewegungsabläufe der einzelnen Übungen ebenso wie die Gesamtlinie einer Lektion eminent rhythmische Strukturen. Der Übende wird das am Anfang vielleicht nicht durchschauen, einfachste Bewegungen bleiben zunächst ruckhaft und unausgeglichen. Aber auch hier kommt es nur darauf an, sich den neuen Erfahrungen völlig zu öffnen. Wenn das geschieht, wird der Körper mit der allmählichen Gesundung des Atemgeschehens auch den ihm gemäßen Rhythmus wiederfinden. Eine wichtige Hilfe für das Verinnerlichen rhythmischer Zusammenhänge ist die Wiederholung. So kann eine ganz einfache, ruhige Bewegung durch ihre stete Wiederkehr und durch den Wechsel von Spannung und Entspannung zum rhythmischen Element werden, nach dem das Innengeschehen des Körpers sich richtet. Aus einzelnen, einfachen Bewegungselementen werden dann zuerst kleine und schließlich große, schwingende Körperrhythmen gebildet. Eine simple Kniebewegung kann in diesem Fall unter Umständen die ganze Beckenregion in Schwingung versetzen. Allerdings muß man dem Körper erlauben, der Primärbewegung zu folgen, sie in sich aufzunehmen und passiv weiterzuleiten, so daß gewissermaßen ein Echo entsteht, das den Bewegungsimpuls wie einen Ball an die Primärbewegung zurückgibt. Rhythmus entsteht durch Kraftimpuls und Entspannung, durch Dehnspannung und anschließende Lösung; durch Schwingen um den ruhenden Mittelpunkt.

3. Ökonomie der Kräfte

Es wurde bereits angedeutet, daß eine der Ursachen des Rhythmusverlustes in der anhaltenden Spannungssituation des modernen Lebens zu suchen sei. Man spricht viel von Streß und versucht ihn abzubauen, indem eine Freizeitbeschäftigung, ein Hobby »ergriffen« wird, das sich dann meist als neuer Streß im anderen Gewande erweist. Herzrhythmusstörungen stellen sich ein, Abgeschlagenheit ist unser ständiger Begleiter. Woran liegt es? Und wie kommt es andererseits, daß kleine Kinder eine tägliche Bewegungsleistung »spielend« vollbringen, die nachgewiesenerweise jeden durchschnittlichen Erwachsenen nach spätestens einer halben Stunde in Schweiß bringen würde?

Weil die Welt, an die wir uns gewöhnt haben, einem Leistungswahn verfallen ist. Der ständige Druck dieses Umfeldes, das von früh bis spät Anstrengungen von uns verlangt, hat uns gegen die feineren Abstufungen des notwendigen Kraftaufwandes abgestumpft. Wie jemand, der in lärmiger Umgebung lebt, endlich nur noch mit lauter Stimme sprechen und zarte Töne nicht mehr hören kann, so ist jede Bewegung bei uns von einem übermäßigen Kraftaufwand begleitet. Ein federleichter Ball wird mit schwerer Hand umkrallt, das beschwingte Gehen wird zum Marschieren, ein kurzer Lauf endet in Schweiß und Atemnot. Wo soll das enden?

Wir müssen diese zwanghafte Kraftvergeudung abbauen. In der Dehnlehre liegt der erste Schritt dazu im Entschluß, durch die meditative Ruhe vor Beginn der Lektion Abstand zu gewinnen vom Alltagsdruck, vom täglichen Kleinkram, die Ritterrüstung sozusagen an der Garderobe abzugeben. Als nächstes müssen wir uns darüber im klaren sein, daß alte Gewohnheiten zäh sind und wir daher gut daran tun, alles, was wir bisher über Gymnastik und Sport gehört haben, ganz und gar zu vergessen. Die Dehnlehre ist kein Kraftsport und wirkt vielleicht gerade darum in einem viel umfassenderen Sinn kräftigend. Endlich ist es, wie beim Atem und dem Wiederfinden des Rhythmus, nötig, sich dem eigenen Körper zuzuwenden, ihn sprechen zu lassen, ihn anzuhören.

Die anfangs verhältnismäßig anspruchslosen Bewegungen legen bereits eine Ökonomisierung der Kräfte nahe. Wenn wir dann zu komplexeren Dehnungsvorgängen, zu dynamischen Bewegungsspielen übergehen, wird der Körper jedes Mißverhältnis zwischen aufgewandter Kraft und ausgeführter Bewegung durch Atemstau und vorzeitige Ermüdung signalisieren. In solchen Situationen kommt alles darauf an, sich nicht entmutigen zu lassen, sondern Geduld mit sich selber zu haben und den mißlungenen Bewegungsvorgang — vielleicht nach einer kurzen Besinnungs- und Lockerungspause — unverdrossen noch einmal zu probieren. Früher oder später ergibt sich dann aus der Zuwendung zum körperlichen Geschehen fast unmerklich die Einsicht, daß die Bewegungen umso formschöner und leichter ablaufen, je begrenzter der Ort ist, von dem der Kraftimpuls ausgeht. Denken Sie an das, was wir über die rhythmischen Schwingungen gesagt haben: Impuls und Echo. Ein Kraftimpuls aus Ihrer Leibesmitte kann den ganzen Körper bis in seine äußerste Peripherie durchdringen, wenn man ihn widerstandslos zuläßt. Aber nicht eine einzige Bewegung kann erzwungen werden.

4. Die Konzentration

In den vorangegangenen Abschnitten haben wir drei wichtigste Einzelaspekte der Dehnlehre besprochen, den Atem, den Rhythmus und die Ökonomie der Kräfte. Drei Säulen, ohne die der Wiederaufbau unserer inneren Gesundheit nicht möglich wäre. Ihr Fundament ist die Konzentration. Eigentlich ist das selbstverständlich, aber der Begriff kann mißverstanden werden, und so möchte ich noch ein paar Worte dazu anfügen. Wenn wir das Wort in der Alltagssprache benützen, meinen wir damit die Sammlung der Aufmerksamkeit auf einen Punkt unter Ausschluß möglichst aller anderen. Wenn wir auf ein Buch konzentriert sind, kann hinter uns die Suppe überkochen, ohne daß wir davon Notiz nehmen. Leider sind nun die Dinge, denen wir unsere Konzentration, also die gesammelte Aufmerksamkeit schenken müssen, im täglichen Leben fast ausnahmslos im Umfeld, außerhalb unserer selbst gelegen. Hinzu kommt, daß oft zahlreiche Dinge gleichzeitig unsere Aufmerksamkeit verlangen oder geradezu auf uns einstürmen, so daß eine Konzentration im Wortsinne nicht mehr möglich ist. Die Schutzreaktion unseres zentralen Nervensystems in solchen Fällen reicht von Verkürzung und Verflachung der Konzentration bis zum völligen Verzicht auf sie. Stellen Sie sich die Fernsehabteilung eines Warenhauses vor: Dutzende von Mattscheiben, und jede zeigt ein anderes Programm. Ich habe einen Freund, der sich, um einen Gedankengang wirklich zuende zu denken, in seinen Heizungskeller zurückzieht.

In diesem Bild ist das ausgedrückt, was ich unter Konzentration verstehe, und darum rate ich jedem meiner Schüler, während der einzelnen Übungen die Augen möglichst geschlossen zu halten. Es geht in der Dehnlehre ja nicht um Dinge, die wir am Umfeld beachten oder verändern müssen, sondern darum, in uns selbst hineinzuhorchen, die Gegensätze zu verbinden und — um noch einmal auf den Jakobstraum zurückzukommen — den Engeln zu erlauben, wieder ungehindert auf- und niederzusteigen. Es geht darum, und zwar auch in einem ganz konkreten Sinne, unsere Mitte zu suchen, die Mitte unseres Leibes mit dem Geist zu erreichen. Das hat nichts mit Nabelschnur zu tun, sondern ergibt sich aus der Tatsache, daß jede äußere Bewegung, soll sie wirken, ihre Wurzeln in dieser Mitte haben muß.

Dem Anfänger fällt es erfahrungsgemäß sehr schwer, seine Bewegungen ohne Hilfe der Augen zu formen. Der Mensch ist zweifellos ein Sichtwesen, aktiv der Umwelt zugewandt. Aber in unserer Epoche ist er in die akute Gefahr geraten, sich von dieser Umwelt vereinnahmen zu lassen. Darum ist die Rückbesinnung auf das Innen, die Konzentration unter Ausschluß des nach außen gerichteten Blicks, von größter Bedeutung.

Wir wollen ja keine mechanischen Körperbewegungen machen, um einige Pfunde Fett abzuschwitzen, noch treiben wir Gymnastik, weil das Vereinsleben ganz nett ist, sondern es geht hier darum, verborgenes Übel an der Wurzel zu heilen.

VI
Allgemeine technische Hinweise

Der Gymnastikraum soll gut gelüftet und angenehm temperiert sein. Tragen Sie zu den Übungen leichte, bewegungsfreundliche Kleidung. Eine nicht zu weiche Bodenunterlage ist zu empfehlen. Vor allem die Füße brauchen festen Bodenkontakt. Für einige Übungen sollte ein flaches, kleines Kissen oder doppelt zusammengelegtes Handtuch als zusätzliche Unterlage bereitliegen. Menschen mit empfindlicher Kopf- und Nackenpartie sollten ohnehin bei Bedarf eine Kopfunterlage benützen. Gedämpfte und beruhigende Hintergrundmusik läßt sich mit einer Reihe von Lektionen durchaus vereinen.

Zur Körpererwärmung und Anregung kann jedes lockernde Bewegungsspiel dienen, wie Ballspiel, Lauf, Jazztanz etc. Aber unmittelbar vor Beginn der Lektion ist die entspannte Ruhelage auf dem Rücken **unerläßlich.** Sie dauert etwa ein bis drei Minuten und dient der inneren Sammlung, der Überprüfung der Haltung und des Körperkontaktes mit dem Boden sowie auch dem Einpendeln der Atmung.

Ebenso wird jede Lektion mit der entspannten Ruhelage auf dem Rücken — oder der Seitenentspannunglage — abgeschlossen. Ihre Bedeutung liegt in der meditativen Gesamtentspannung zum Erforschen und Erkennen von Unterschieden im Körpergefühl, dem Bodenkontakt und der Atemqualität gegenüber dem Beginn der Übungsstunde.

Für die Einstimmung vor der Lektion empfehle ich meinen Schülern, sich folgende »Checkliste« zur Selbstüberprüfung einzuprägen und diese dann jedesmal Punkt für Punkt in Gedanken durchzugehen:

1) Liege ich ganz flach, aber gelöst am Boden?
2) Liegen meine Beine leicht gegrätscht von unten bis oben am Boden auf?
3) Zeigen meine Fußspitzen mehr oder weniger zur Decke?
4) Spüre ich die Unterlage auch in den Kniekehlen?
5) Liegen meine Lendenwirbel am Boden, oder mache ich ein Hohlkreuz?
6) Liegt auch der obere Rücken breitflächig am Boden?
7) Sind meine Schultern locker und in Bodenkontakt?
8) Liegen meine Arme ganz flach und leicht vom Körper abgespreizt?
9) Liegen meine Hände so flach am Boden, daß die Mitte der Handfläche den Boden berührt?
10) Ist mein Hals gestreckt, oder ist er gebogen?
11) Ist mein Unterkiefer locker, liegt die Zunge weich am Unterkieferboden?
12) Lasse ich meine Lippen gelöst lächeln?

13) Sind meine Augen entspannt und geschlossen, lasse ich sie ruhig nach innen schauen?
14) Sind Brauen und Stirn gelöst und nicht gerunzelt?
15) Höre ich das Geräusch meines Atems an den Innenwänden der Nase?
16) Spüre ich die schöpferische Pause des »Nichts« zwischen Ausatmung und Einatmung?
17) Kann ich meinen Atem gelassen und frei strömen lassen?
18) Bin ich nun völlig geöffnet, und lasse ich meinen Körper bis in die innerste Tiefe von Atem durchdringen?

Die Dauer einer Lektion sollte nicht mit der Stoppuhr gemessen werden, sondern den individuellen Bedürfnissen angepaßt sein. Man kann eine Lektion natürlich auch in einer halben Stunde »durchlaufen«. Allerdings bleibt dann die Wirkung äußerst oberflächlich. Wenn tiefere Schichten des Körpers angeregt und nachhaltige, positive Veränderungen des geistig-leiblichen Seins bewirkt werden sollen, ist es ratsam, gelassen und mit geduldiger Ausdauer jeweils ein Pensum so intensiv wie möglich zu erforschen, auch wenn das manchmal mehr als die gewohnten fünfzig oder sechzig Minuten in Anspruch nehmen sollte. Andererseits ist es ebensogut möglich, die eine oder andere, vielleicht besonders schwierige oder lange Lektion ausnahmsweise in zwei Etappen zu behandeln.

Was für das Zeitmaß der Lektion gilt, das gilt natürlich ebenso für die jeweils angegebene Zahl der Wiederholungen einer Bewegung innerhalb der Übungen und besonders für die Dauer des Verharrens in den Endpositionen. Wenn es also im Text heißt: wiederholen Sie die Bewegung soundso oft, oder machen Sie das drei- bis fünfmal, so ist diese Angabe nicht etwa ein unumstößliches Gebot, das blindlings und mechanisch befolgt werden soll, sondern nur eine Empfehlung, die Sie nach Ihrem persönlichen Vermögen anwenden können. Haben Sie Spaß an einer bestimmten Übung, einem besonderen Bewegungsablauf, dann dürfen Sie ihn natürlich gern öfter wiederholen als in der Lektüre vorgeschlagen. Und sollte eine Bewegung oder Haltung Ihnen Unbehagen oder Schmerz bereiten, dann dürfen Sie sie ohne schlechtes Gewissen die ersten Male abkürzen oder abbrechen. Aber vergessen Sie in einem solchen Fall nicht, daß ein gewisses Maß an Anstrengung oder gar Schmerz ertragen und angenommen werden muß, um es zu überwinden. Mit jeder Selbstüberwindung wächst in uns ein Stück mehr an innerer Freiheit und Reife heran.

Diesen Schwierigkeiten werden Sie möglicherweise besonders in den Endpositionen begegnen, in denen viele der Bewegungsabläufe kraftvoll und lebendig gipfeln. Versuchen Sie trotz anfänglicher Beschwernisse, diese Positionen zu erreichen und zu halten. Sie stellen ausnahmslos den besonderen Höhepunkt der jeweiligen Übung dar. Das für die Endpositionen angegebene Zeitmaß von drei bis fünf Sekunden heißt, daß Sie drei bis fünf durchdringende Atemzüge geschehen lassen und erleben sollen. Wenn es auch dem persönlichen Vermögen überlassen bleibt, wie lange die Endposition gehalten wird, so darf sie dennoch nie vernachlässigt oder in ihrer Bedeutung unterschätzt werden. Ohne die Atemstellung, ohne den Spannungsbogen, das Kraftzentrum und die Dehnungslinie der Endposition bleibt die Übung so unvollständigt, wie eine Geige ohne Saiten. Gestalten Sie sie also immer nach bestem Vermögen mit hellwacher Wahrnehmung, freischwingendem Atem und innerer Ruhe.

Auch die Pausen sind ein kreativer Bestandteil der Dehnlehre. Sie werden drei verschiedene Längenbezeichnungen dafür in den Lektionen finden:

1. die Kurzpause: eine kurze Bewegungsunterbrechung als kleine Zäsur zur Vorbereitung und als Übergang in die nächste Bewegungsveränderung.
2. die Pause: eine mittlere Zäsur zwischen zwei Übungen, mit Nachatmung und in Ruhestellung. Ihre Länge richtet sich nach persönlicher Notwendigkeit.
3. die Langpause: Eine ausgedehnte, entspannte Ruhe nach Auflösung der Bewegungs- oder Haltungsposition in persönlich bevorzugter Ruhelage, falls nicht ausdrücklich anderes bestimmt wird. Engstens verwandt mit der meditativen Ruhe vor Beginn und am Ende der Lektion ist sie unabdingbarer, kreativ höchst wertvoller Bestandteil der Dehnlehre, weil sie die Möglichkeit bietet, der Innenbewegung, dem Bodenkontakt und der Atemqualität besondere Aufmerksamkeit zu schenken.
Die in den Lektionen erwähnten Ruhestellungen und Lockerungsbewegungen finden Sie auf den folgenden Seiten dargestellt.

VII
Ruhepositionen und Lockerungsübungen

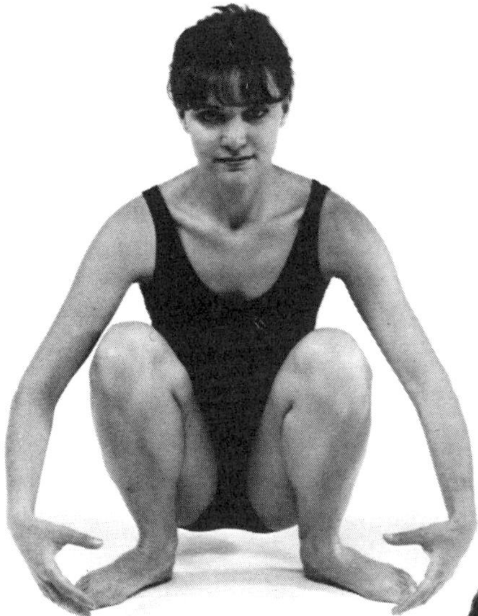

Kauerstellung (Hocke)

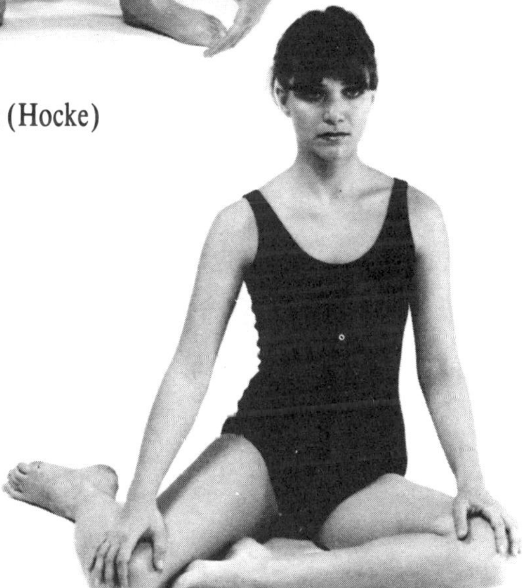

Orientsitz

Schneidersitz

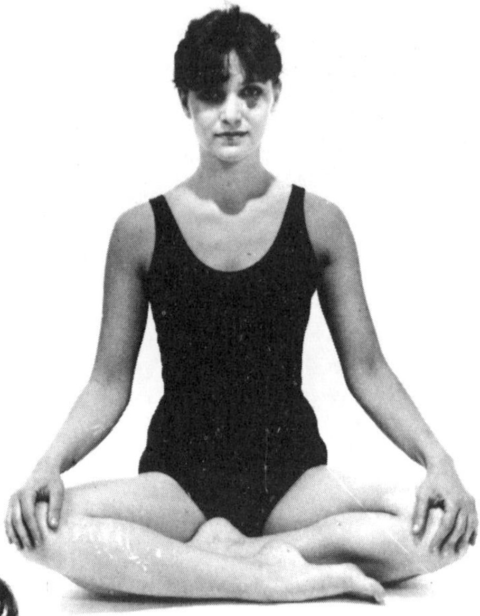

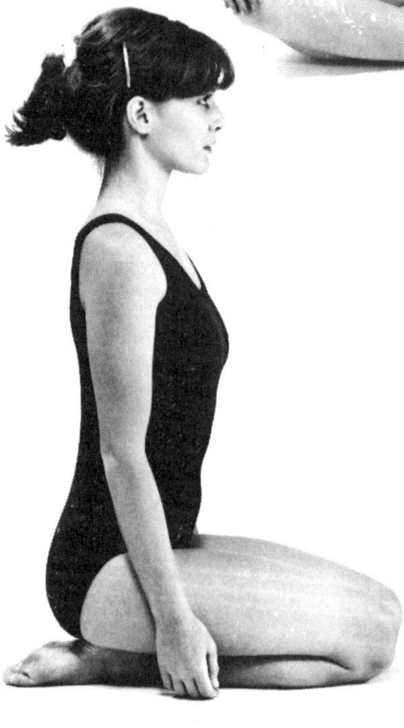

Fersensitz

Ruherolle

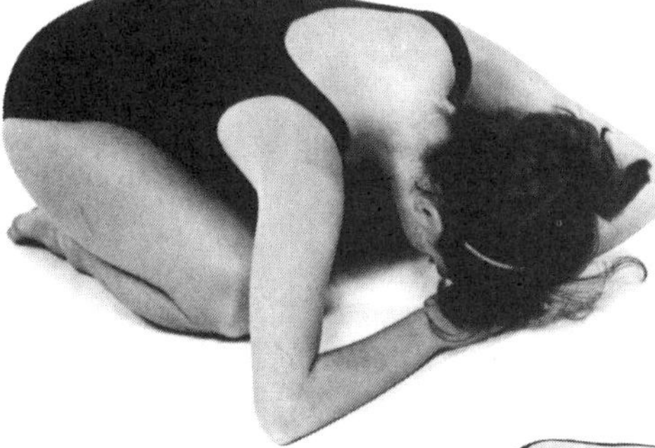

Sitzrolle

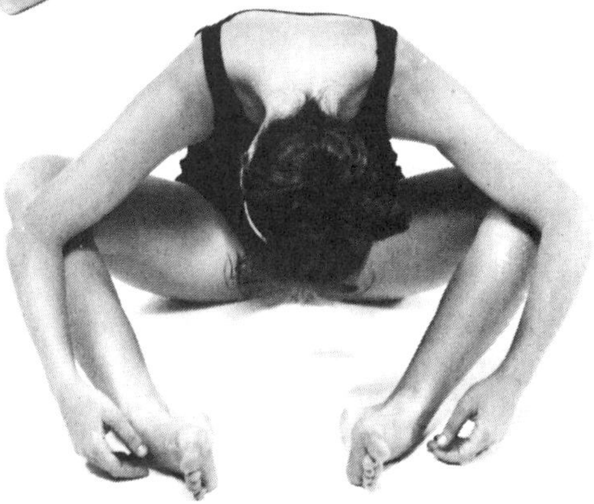

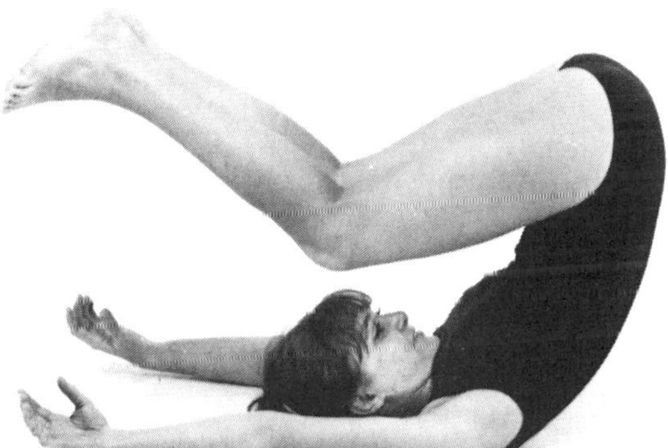

Rückenrolle vor und zurück mit locker gestreckten Beinen.

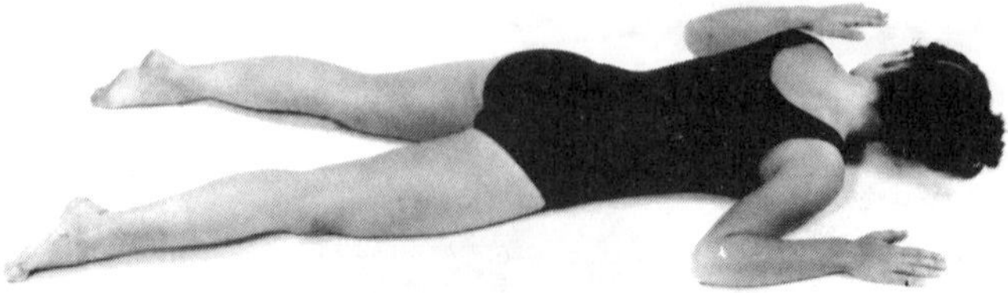

Bauchlage

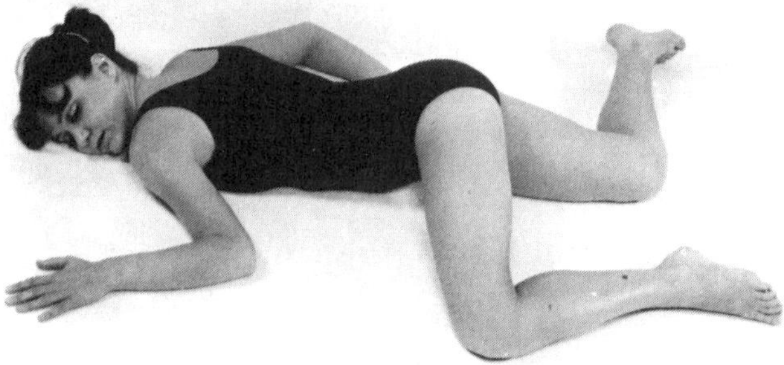

Seitenlage

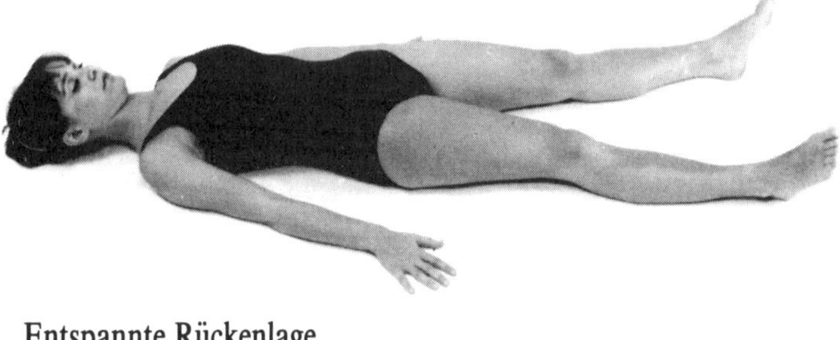

Entspannte Rückenlage

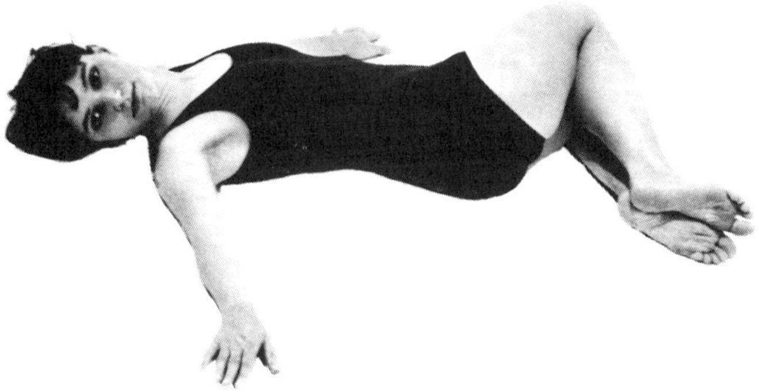

Allgemeine Lockerungsübung auf dem Rücken: die angewinkelten Knie und der Kopf werden gleichzeitig, aber in Gegenrichtung, seitwärts bewegt.

Erste Lektion

Ausgangsposition: Seitenlage rechts. Arme und Beine sind rechtwinklig vom Rumpf nach vorn gestreckt, die Arme in Schulterhöhe, die Beine in Höhe des Hüftgelenks. Der Rumpf soll vom Steißbein bis zum Kopf gerade bleiben. Die Handflächen liegen aufeinander, ebenso die Füße. Wenn Ihnen die Lage des Kopfes am Boden anfangs unangenehm ist, nehmen Sie eine weiche Unterlage. Später, wenn Wirbel und Gewebe in besserem Zustand sind, werden Sie von selbst darauf verzichten können.

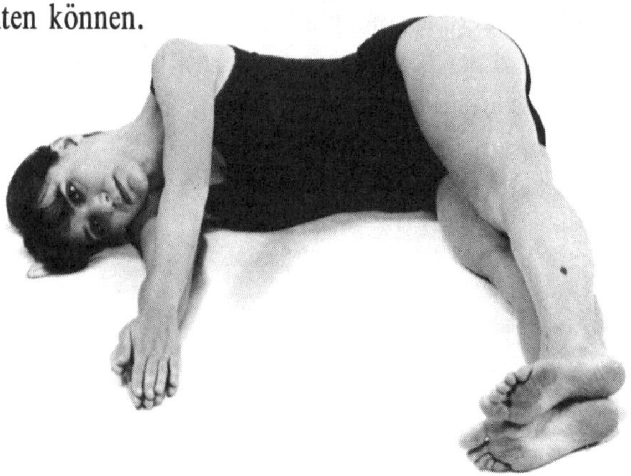

1. Heben Sie Ihren Kopf vom Boden, so daß Ihr linkes Ohr sich der linken Schulter nähert. Nach 6-maliger Wiederholung dieser einfachen Bewegung machen Sie eine Kurzpause.

2. Nun schieben Sie Ihren Kopf, so wie er auf der Unterlage liegt, 6-mal langsam nickend vor und zurück. Sie brauchen ihn dabei nicht hochzuheben. Kurzpause.

3. Rollen Sie Ihren Kopf etwa 6-mal vor- und rückwärts um seine Achse, ohne ihn vom Platz zu rühren. Machen Sie dabei die Bewegung langsam und so weitläufig wie möglich. Der Ellbogen soll nicht gebeugt werden. Stützen Sie sich auch nicht auf Ihre Hand, sondern erlauben Sie ihr, flach vor- und zurückzugleiten, wenn Ihr Kopfrollen es verlangt. Ruheposition in der Rückenlage.

4. Ausgangsposition: Seitenlage wie vorher. Nun umfassen Sie Ihren Kopf mit der linken Hand oberhalb des rechten Ohres und heben den Kopf 6-mal, so daß Ihr linkes Ohr sich der linken Schulter nähert. Drei Sekunden bleiben Sie danach in der Endposition. Hat Ihr Kopf sich passiv von der Hand führen lassen? Er sollte bei dieser Bewegung in der Frontalposition belassen und nicht gedreht werden. Pause.

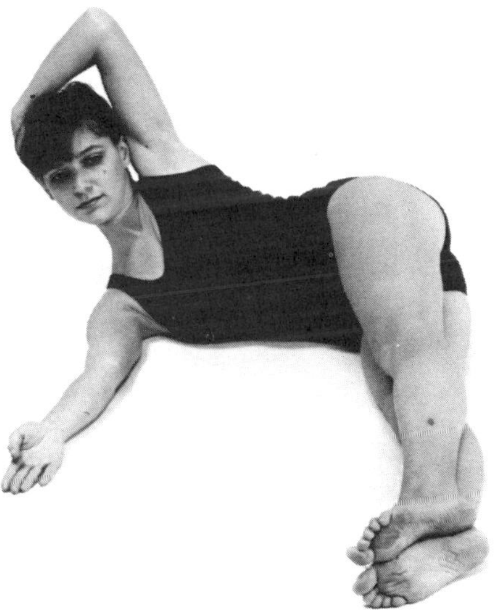

5. Fassen Sie Ihren Kopf mit der Hand, diesmal über die Stirn-Hinterkopflinie, so daß die Fingerspitzen bis zum

Hinterkopf greifen. Neigen Sie nun 6-mal Ihren Kopf mit der Hand vor und zurück. Pause.

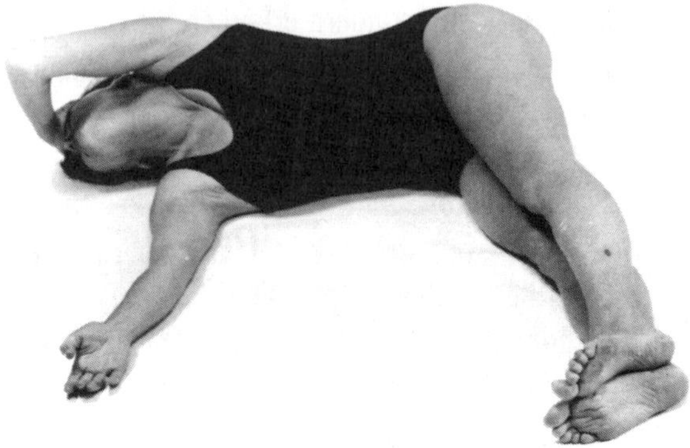

6. Legen Sie jetzt Ihre linke Hand über die Stirn, so daß die Fingerspitzen Ihre rechte Schläfe greifen. Sie rollen mit der Hand Ihren Kopf 6-mal um seine eigene Achse nach hinten, ohne ihn vom Platz zu rühren. Arbeiten Sie dabei mit Gefühl. Ein Ziehschmerz ist bei verspannter Nackenmuskulatur auch bei den vorhergegangenen Bewegungen natürlich. Sie bleiben noch 3 Sekunden mit ruhiger Atmung und ohne Widerstand in der Endposition und gehen dann in die Rückenlage zu einer Langpause.

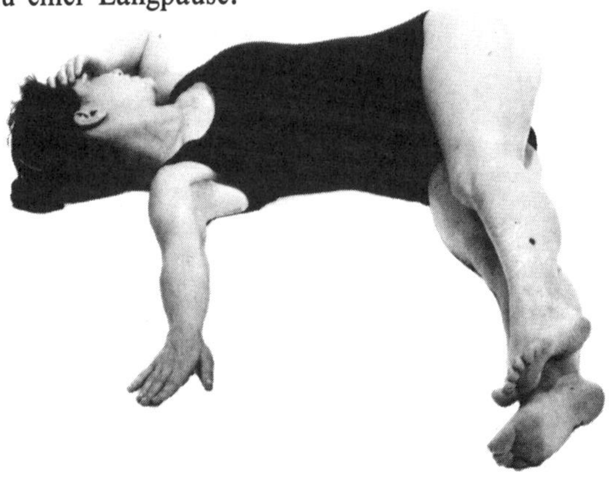

Spüren Sie Unterschiede im Körpergefühl, wenn Sie die Seiten vergleichen? Empfinden Sie durch die Lösung der Nackenmuskeln Veränderungen an entfernt liegenden Körperteilen? **Anschließend legen Sie sich auf die linke Seite und wiederholen alle Bewegungen von 1 bis 6 noch einmal spiegelbildlich.**

7. Ausgangsposition: Seitenlage rechts, wie in Übung 1. Schieben Sie Ihre linke Hand etwa 8-mal in der verlängerten Achse des linken Armes vor und zurück. Der Arm soll dabei gerade bleiben. Die Schulter mit dem Schulterblatt, der Kopf und der Nacken gehen locker und passiv Ihrer Handbewegung nach. So können Sie die Hand ohne Anstrengung weit vor- und zurückschieben. Kurzpause.

8. Machen Sie nun mit Ihrem linken Fuß 8-mal die gleichen Schiebebewegungen. Das Knie soll gestreckt bleiben und das Bein eng mit dem Körper verbunden. Ihre flachen Hände bleiben fest aufeinander liegen, damit der obere Körperabschnitt fixiert ist. Ihr Fuß sollte die aktive Bewegung allein ausführen; sie wird umso größer, je mehr Sie ein lockeres Mitgehen des Beckens zulassen. Ruheposition in der Rückenlage. Pause.

9. Ausgangsposition: Seitenlage rechts. Heben Sie Ihren gestreckten linken Arm aufwärts zur Decke hin. Schulter und Kopf sollen dabei passiv mitgehen. Spielen Sie das 6-mal durch, dann können Sie während der folgenden 6 Bewegungen den Arm nach hinten Richtung Boden weiterführen. Ihre Füße sollen sich dabei nicht voneinander trennen. In der Endposition bleiben Sie etwa 5 Sekunden.

Die Linke soll nach jedem Ausschwingen des Armes wieder auf der Rechten ruhen. Die Rückwärtsbewegung verläuft immer geradlinig über die Schulter.
Spüren Sie auch Ihrem Atem nach: Wie reguliert sich sein Rhythmus? Wo haben Sie kräftige Atemausschläge gespürt? Fühlen Sie schon bewußt die Belebung Ihrer Mitte? Pause.

10. Nun heben Sie 6 bis 8-mal Ihr gestrecktes linkes Bein geradlinig zur Decke hin, ohne die Handflächen voneinander zu trennen. Wenn das Eigengewicht Ihres Beines die Bewegung erschwert, versuchen Sie es mit etwas Schwung. Sollten Schmerzen entstehen, unterbrechen Sie die Bewegung. Versuchen Sie nach einer Kurzpause, Ihr linkes Bein in der Endposition wie eine Säule 3 bis 5 Sekunden senkrecht zu halten. Können Sie es ohne Atemstörung oder Verkrampfung? Ruhen Sie anschließend in der Rückenlage. Wahrnehmen von Veränderungen. Langpause.

11. Heben Sie gleichzeitig Ihren linken Arm und Ihr linkes Bein etwa 5-mal wie zuvor gestreckt zur Decke. Danach lassen Sie bei sonst gleichem Bewegungsablauf 3-mal den linken Arm über die Senkrechte hinaus nach hinten zum Boden kommen. Vergessen Sie nicht, daß Schulter und Becken von der Bewegung locker mitgenommen werden sollen. Schließlich bleiben Sie ungefähr 5 Sekunden in der Endposition und atmen rege. Sicher haben Sie jetzt deutlich die unterschiedliche Drehbewegung des Schultergürtels gegenüber der Beckenpartie wahrgenommen! Zum Schluß ruhen Sie in der Rückenlage und beobachten dabei Ihre Nachatmung. Pause.

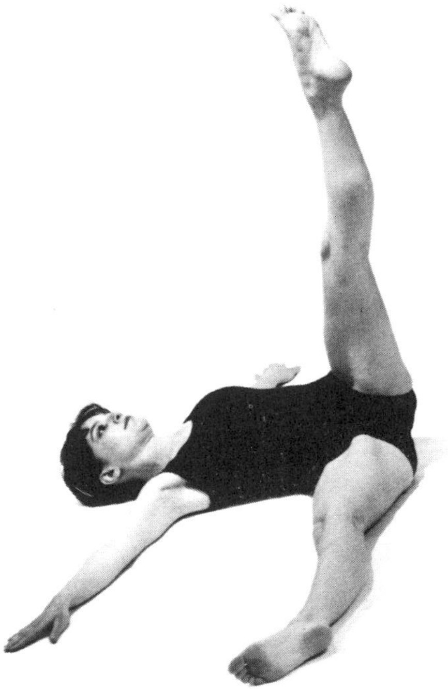

Führen Sie nun die Übungen 7 bis 11 noch einmal spiegelbildlich durch. Ruheposition am Ende nach Wunsch. Während der Langpause sollten Sie noch einmal den Geschehnissen und Veränderungen in Ihrem Körper nachspüren.

Zweite Lektion

Ausgangsposition: Rückenlage. Ihr Rücken ruht mit gutem Bodenkontakt. Die Hände haben Sie am Boden unmittelbar über Ihren Kopf geführt. Lassen Sie Ihre Finger leicht ineinandergreifen, so daß die Daumen zum Boden, die kleinen Finger zur Decke weisen. Die angewinkelten Ellbogen sollen möglichst nah am Boden liegen. Stellen Sie Ihre Beine in den Knien angewinkelt auf den Boden. Nun öffnen Sie Ihre Knie zur Seite so weit, daß sich Ihre Fußsohlen ganz aneinanderschmiegen können.
Bleiben Sie erst einmal in dieser »entblößten« Lage, in der Sie sich vielleicht zunächst nicht wohlfühlen. Es braucht einige Zeit und Geduld, sich auch innerlich zu öffnen. Atmen Sie ruhig und spüren Sie der Atemwelle nach.

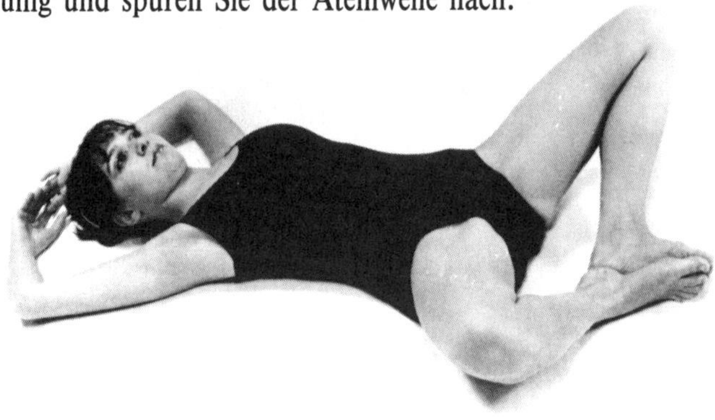

1. Nun ziehen Sie etwa 10-mal Ihr vereintes Fußpaar am Boden ganz leicht in Richtung Gesäß vor und zurück, bis Sie bewußt fühlen, daß bei jeder Bewegung ein leichtes passives Schaukeln in Ihrem Becken entsteht. Spüren Sie Ihrem Körpergefühl nach: Wann wird das Kreuz hohl, wann liegt es flach? Was geschieht mit der Bauchdecke? Merken Sie, wie die Knie sich viel mehr zur Seite neigen, wenn das Fußpaar nahe beim Gesäß ist? Versuchen Sie, das Fußpaar möglichst nahe zum Gesäß zu bringen. Ruheposition in der Rückenlage mit Beinlockerung. Pause.

2. Ausgangsposition. Was während der vorigen Übung mit dem Becken passiv geschah, sollen Sie jetzt aktiv ausführen, nämlich die Beckenschaukel am Boden. Neigen Sie das Bekken nach vorn und heben Sie die Lendenwirbel vom Boden ab; die Bauchdecke ist entspannt. Bei der Rückwärtsbewegung werden die Lendenwirbel zu Boden gepreßt und die Bauchmuskulatur ist eingezogen. Bewegen Sie Ihr Becken etwa 5 bis 8-mal auf diese Weise maximal und langsam zusammen mit dem Ein- und Ausatmen.

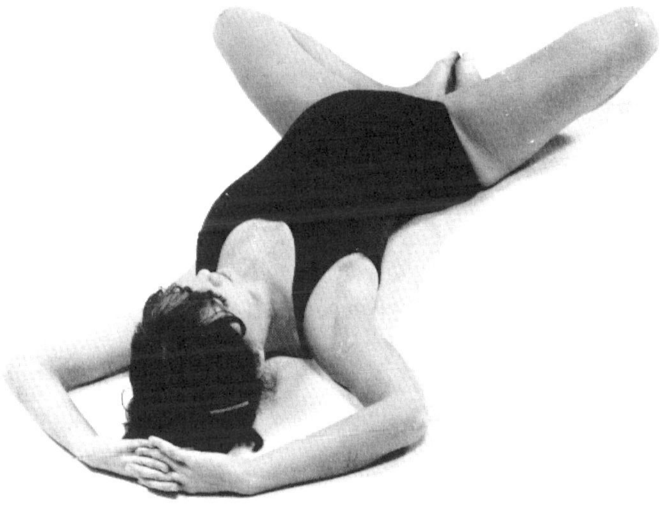

Bemerken Sie, wann Sie ein- und wann Sic ausgeatmet haben? Bleiben Sie ungefähr 8 Sekunden in einer extrem vorgeneigten Beckenlage. Lassen Sie sich offen und atmen Sie gründlich durch, so daß die Atemwellen tief in Ihren Unterbauch und bis zum Beckenboden dringen. Diese Beckenlage

erzwingt die »Basis-Atmung« und ist von tiefgreifender Wirkung.
Ruheposition in der Rückenlage mit aufgestellten Füßen und am Boden ruhenden Lendenwirbeln. Pause.

3. Ausgangsposition; statt Ihre Finger ineinanderzuhaken, schmiegen Sie diesmal die Handflächen genauso zusammen wie die Fußsohlen. Sie konzentrieren sich jetzt ganz auf Ihre Füße, bis Sie den engen Kontakt der Fußsohlen so deutlich spüren, als seien sie eine Einheit. Bewegen Sie nun diese Einheit etwa 8 bis 10-mal aus dem Fußgelenk heraus hin und her, wobei abwechselnd immer ein Fuß den anderen schiebt. Die Füße verlassen den Boden dabei nicht und bleiben möglichst am Ort. Auch die Beine verändern ihre Stellung nicht. Kurzpause.
Führen Sie die gleiche Bewegung 10-mal mit Ihrem flach aneinandergeschmiegten Händepaar aus. Die Arme bleiben dabei ruhig, Ihre Ellbogen möglichst nahe am Boden. Die Hauptbewegung soll in den Handgelenken stattfinden, die Handwurzeln berühren den Kopf nicht. Ruhestellung in der Rückenlage mit gelösten Händen und Füßen. Pause.

4. Ausgangsposition wie in Übung 3. Versuchen Sie, die Übung 3 etwa 8-mal mit Händen und Füßen gleichzeitig auszuführen; die Bewegung soll dabei ruhig und fließend sein. Kurzpause. Wiederholen Sie jetzt diese Übung noch 8-mal, aber diesmal in gegenläufiger Bewegung. Während der rechte Fuß nach links schiebt, gibt die linke Hand ihren Impuls nach rechts. Ruheposition in der Rückenlage. Arm- und Beinlockerung. Langpause.

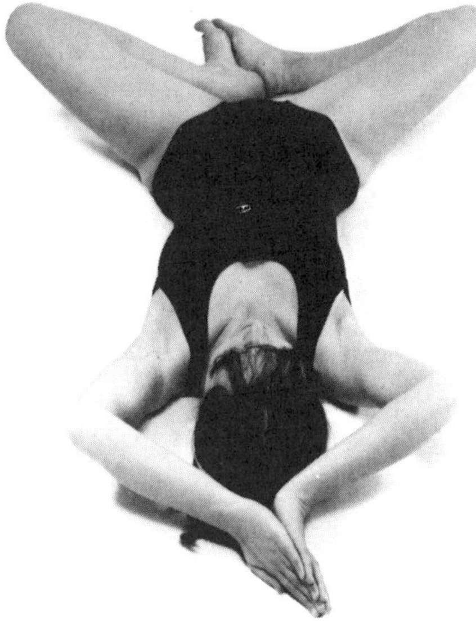

5. Ausgangsposition. Ihre Arme strecken Sie jetzt locker und flach im Winkel von 45 ° neben dem Rumpf aus. Auch die Hände liegen flach am Boden. Nun heben Sie etwa 5-mal Ihre Beine mit zusammengelegten Fußsohlen so hoch, wie Hals- und Nackenpartie entspannt bleiben kön-

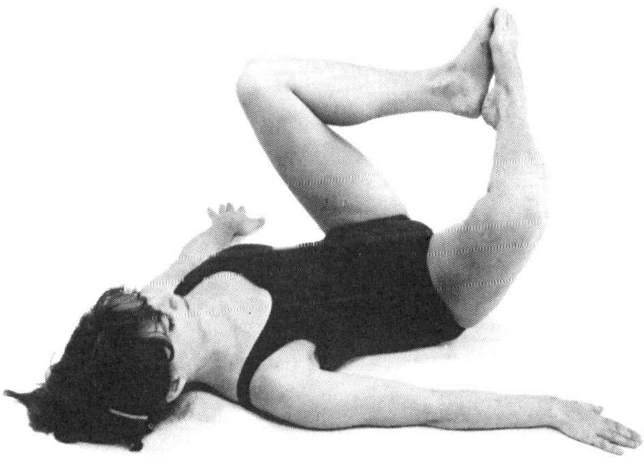

nen. Die bewegende Kraft soll dabei aus dem Becken- und Lendenbereich kommen. Kurzpause.

6. Ausgangsposition. Stützen Sie Ihre Füße mit zusammengeschmiegten Sohlen nahe beim Gesäß auf den Boden, und heben Sie dann etwa 5-mal das Gesäß vom Boden ab; beim letzten Mal schnellen Sie Ihr Gesäß mit wippender Bewegung kurz und kräftig hoch. Nach einer Kurzpause wiederholen Sie die Wippbewegungen noch einmal. Sie werden merken, wie die Knie sich bei dieser Bewegung maximal voneinander entfernen. Ruheposition in der Rückenlage. Beinlockerung. Pause.

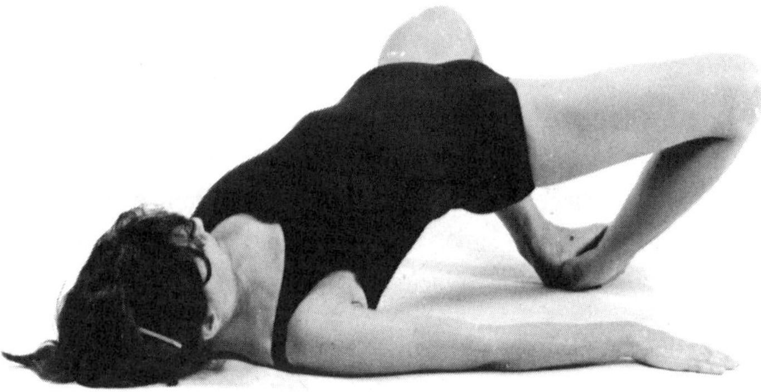

7. Ausgangsposition. Wiederholen Sie die Übungen 5 und 6 kombiniert als fließende Einheit ungefähr 5-mal. Dabei werden Sie deutlich die gegensätzliche Bewegung im unteren Körperbereich wahrnehmen. Ruheposition in der Rückenlage. Die Füße werden aufgestellt und die angewinkelten Knie ganz locker von Seite zu Seite bewegt.
Anschließend strecken Sie die Beine aus. Langpause.

8. Ausgangsposition. Stellen Sie beide Füße gespreizt auf den Boden. Die Beine sind in den Knien angewinkelt, die Arme und Hände wie am Anfang der Lektion. Was Sie in den Übungen 5 und 6 mit der unteren Körperhälfte ausführten, spielen Sie nun mit der oberen durch. Heben Sie etwa 5-mal Ihre flach am Boden liegenden und durch die Hände miteinander verbundenen Arme zusammen mit dem Kopf vom Boden ab. Die Kraft dazu soll aus Ihrer Körpermitte kommen, Nacken und Schultern bleiben entlastet und die Ellbogen weitgestellt. Achten Sie auch darauf, daß Ihr Atem sich bei der Bewegung nicht staut. Kurzpause.

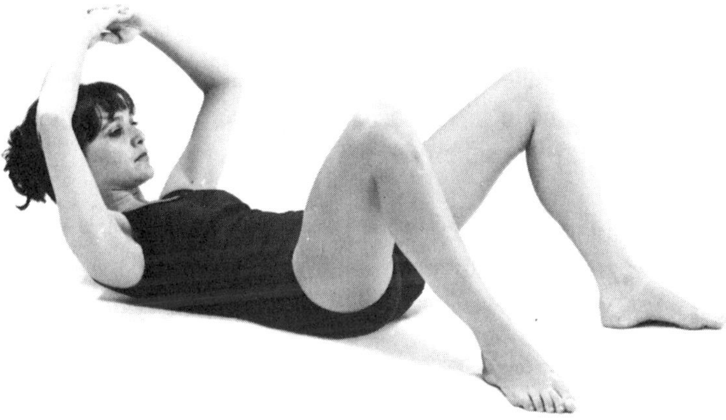

9. Ausgangsposition wie oben. Sie stützen jetzt die Daumenseite Ihrer Hände und den Kopf (bei biegsamer Konstitution sogar die Ellbogen) auf den Boden. Versuchen Sie, Schultergürtel und Brustkorb etwa 5-mal vom Boden abzuheben. Das Gesäß bleibt dabei am Boden. Der Brustkorb weitet sich bei jedem Abheben. Wenn Sie einen starren Rundrücken haben, wird Ihnen diese Bewegung fast unmöglich sein. Aber auch ein leichtes Anheben ist ein Anfang. Arbeiten Sie konzentriert und geduldig. Ruheposition in der Rückenlage.

Nacken-, Schulter- und Armlockerung durch leichtes Kopfrollen. Pause.

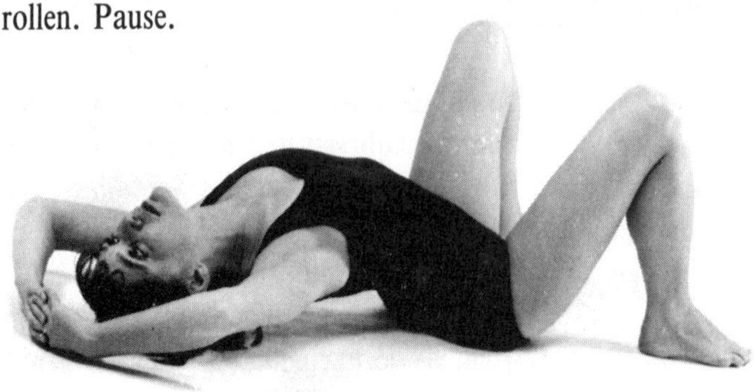

10. Sie wiederholen jetzt die Übungen 8 und 9 kombiniert und als fließende Einheit. Dabei werden Sie die gegensätzliche Bewegung in Ihrem oberen Körperbereich deutlich wahrnehmen. Ruheposition in der Rückenlage. Langpause.

11. Ausgangsposition wie bei Übung 5 (Arme flach im Winkel von 45 ° neben den Rumpf, Fußsohlen aneinandergeschmiegt). Schieben Sie nun die aneinandergelegten Füße mit den Beinen 5-mal nach rechts und wieder zurück zur Mitte. Die Knie bleiben gespreizt und nahe am Boden. Danach machen Sie die gleiche Bewegung 5-mal nach links. Kurzpause.
Schließlich schieben Sie Ihre Füße 5-mal über die ganze Strecke von Seite zu Seite. Ihre angewinkelten Beine mit den zusammenliegenden Füßen bleiben dabei möglichst flach und führen keinerlei Drehbewegungen aus. Der Bogen Ihrer Fußbewegung von rechts nach links ist möglichst groß. Die Kraft geht dabei hauptsächlich vom Beckenbereich aus und wird von den Beinen bereitwillig aufgenommen. Verbleiben Sie an jeder Seite etwa 5 Sekunden in der Endposition, lassen Sie Ih-

ren Körper frei atmen, und spüren Sie dem Atem nach. Ruheposition in der Rückenlage. Pause.

12. Ausgangsposition wie in Übung 8. Was Sie in der vorigen Übung mit der unteren Körperhälfte probierten, spielen Sie jetzt mit der oberen durch. Schieben Sie Ihre Arme mit den zusammengelegten Händen und den flach am Boden liegenden Ellbogen zusammen mit Kopf und Schultergürtel wie eine Einheit 5-mal nach rechts. Der Kopf wird dabei weder angehoben noch gedreht, der Schultergürtel bleibt gerade und die Ellbogen am Boden. Anschließend machen Sie die gleiche Bewegung 5-mal nach links. Kurzpause.

Und nun bewegen Sie Arme, Kopf und Schultergürtel 5-mal über die ganze Strecke von rechts nach links. Bleiben Sie 5 Sekunden in der Endposition jeder Seite. Die Schubenergie geht hauptsächlich von Ihrer Körpermitte, der Brustkorb-Basis aus, und die oberen Teile des Körpers folgen dieser Bewegungskraft: Sie werden einen Unterschied in Ihrer Atmung feststellen, besonders gegenüber der Atmung in Übung 11. Ruheposition in der Rückenlage. Pause.

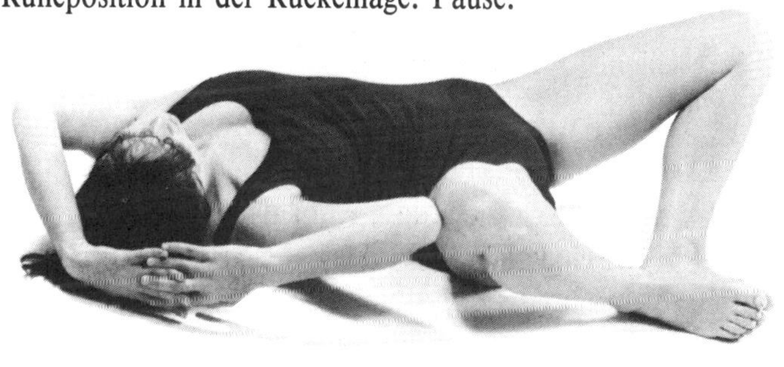

13. Führen Sie jetzt die unter 11 und 12 beschriebenen Bewegungen gleichzeitig mit der oberen und unteren Körperhälfte aus, 3-mal nach rechts und 3-mal nach links. Bleiben

Sie beim dritten Mal immer 5 Sekunden in der Endposition und spüren Ihrer lebhaften Atmung nach. Ruheposition in der Rückenlage. Langpause.

14. Ausgangsposition. Heben Sie Ihre linke Gesäßhälfte langsam vom Boden, ohne die stabile Spreizstellung der Beine aufzugeben. Durch die Beckendrehung nach rechts wird das Knie zu Boden gedrückt und die Dehnung zwischen den Knien verstärkt. Es entsteht eine Spannungslinie vom rechten Knie bis zum linken Ellbogen, der dabei ebenfalls zum Boden hin gepreßt wird. Es kommt zu einer gleichzeitigen Kopfdrehung nach links. **Machen Sie diese Dehnbewegung 3-mal mit ganz bewußter Atmung und bleiben Sie 5 Sekunden in der Endposition.** Danach wiederholen Sie die gleiche Dehnung spiegelbildlich auf der anderen Seite. Ruheposition in der Rückenlage. Pause.

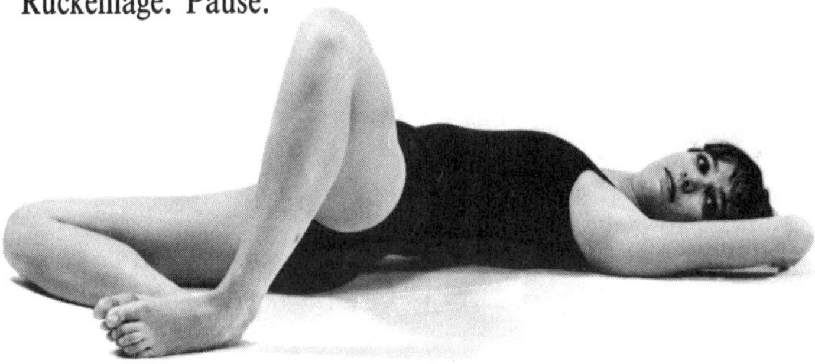

15. Ausgangsposition. Führen Sie die Übungen 5 und 8 etwa 3-mal als gleichzeitige und einheitliche Bewegung aus. Arme und Beine mit Beckenbereich, Schultergürtel und Kopf heben sich vom Boden ab und kommen einander entgegen. Die Kraft dazu schöpfen Sie aus Ihrer Körpermitte. Bleiben Sie 5 bis 8 Sekunden in der Endposition. Dabei konzentrieren Sie sich bei bewußter Atmung innerlich entspannt auf Ihre kraftspendende Mitte.

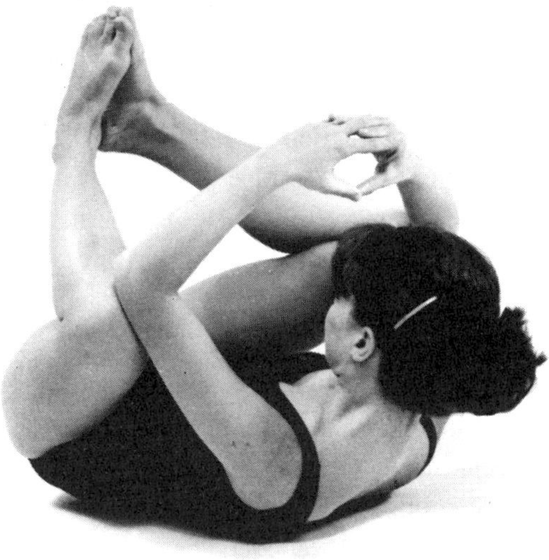

Beobachten Sie bei dieser Bewegung, wie weit die Knie und Ellbogen einander entgegenkommen und auf welchen Wirbeln der Körper während der Beugung ruht. Spüren Sie Ihrer Atmung in den rückwärtigen Lendenpartien nach, während Bauch- und Brustmuskulatur maximal zusammengezogen sind. Gehen Sie am Schluß langsam in eine ganz gelöste Ruheposition in Rückenlage mit locker gestreckten Gliedern und erleben Sie die verbesserte Nachatmung in der Ruhe. Langpause.

Dritte Lektion

Ausgangsposition: Grätschsitz. Sie sitzen mit gestreckten und gegrätschten Beinen am Boden. Rumpf und Kopf sind vom Steißbein bis zum Scheitel gerade aufgerichtet und bilden einen rechten Winkel zum Boden. Die Hände liegen flach auf Ihren Oberschenkeln, oder Sie stützen Ihre Fingerspitzen links und rechts neben dem Rumpf leicht auf den Boden. Stützen Sie Ihre Hände auf keinen Fall hinter dem Rumpf auf. Ihr Blick ist geradeaus gerichtet. Die Kniekehlen haben Kontakt mit dem Boden. Ihre Fußspitzen sind gegen die Decke gerichtet. Der Fuß steht in seiner Mittellage und ist weder nach hinten noch nach vorn gespannt.
Kleinkindern ist dieser Sitz ein Vergnügen, sie spielen in dieser Stellung unentwegt. Sie sollten während der folgenden Übungen bestrebt sein, diese Sitzhaltung bewußt zu bewahren. Sie wird Ihnen als Haltungskorrektur vorzügliche Dienste leisten. Achten Sie auf Ihre Atmung. Sie sollte im ungebeugten Rumpf frei fließen. Pause. Ruheposition in der Rückenlage.

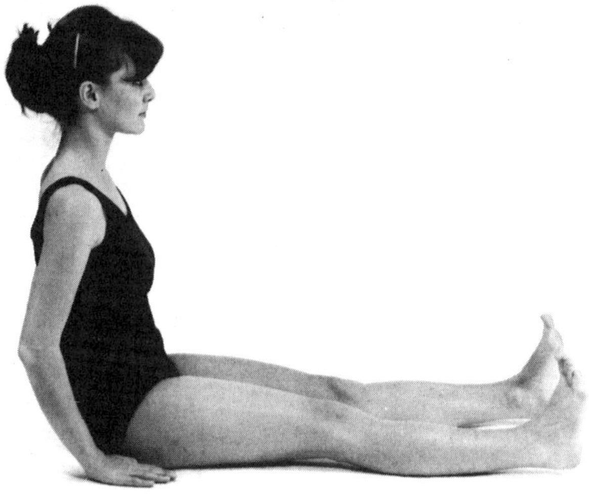

1. **Ausgangsposition. Bewegen Sie Ihre Zehen etwa 10 bis 15-mal vor und zurück, und zwar kräftig nach hinten spreizend und nach vorn greifend. Dabei sollen die Füße sich in den Fußgelenken nicht bewegen.** Sind Ihre Zehen noch beweglich, und hat auch der kleine Zeh die greifende und spreizende Vor- und Rückwärtsbewegung mitgemacht? In der Ruheposition werden die Beine angewinkelt und gegrätscht aufgestellt, während der Rücken sich durch Vorbeugen entspannt. Pause.

2. **Ausgangsposition. Bewegen Sie nun Ihre Füße etwa 10-mal kräftig nach hinten, damit Ihre verkürzte Achillessehne gedehnt wird.** Wenn Sie es richtig machen, werden die Fersen sich bei jeder Bewegung vom Boden abheben. Auch die Zehen beteiligen sich, sie fühlen längs Ihrer Beine eine kräftige Dehnspannung, die Knie sind durchgedrückt, und die Kniekehlen haben Bodenkontakt. Ruheposition in der Rückenlage. Knie-, Bein- und Fußlockerung. Langpause.

3. **Ausgangsposition. Diesmal bewegen Sie Ihre Füße aus dem Fußgelenk kräftig nach vorne, etwa 10-mal.** Die Füße sollen nach jeder Vorwärtsbewegung wieder in ihre Mittellage zurückfinden. Rückenentspannung im Sitz. Pause.

4. **Ausgangsposition. Sie führen nun die Übungen 2 und 3 zehnmal als fließende Einheit kombiniert durch.** Auch die Zehen beteiligen sich dabei rege. Nehmen Sie die eventuell auftretenden Schmerzerscheinungen an: unsere Zehen- und Fußgelenke sind durch falsches Schuhwerk oft unbeweglich geworden. Das wirkt sich negativ auf unsere Haltung und Gesundheit aus. Ruheposition in der Rückenlage. Fuß- und Beinlockerung. Pause.

5. Ausgangsposition. Wir wiederholen Übung 4 noch einmal, und zwar 10-mal hintereinander. Diesmal aber sollen die Vor- und Rückwärtsbewegungen Ihrer Füße nicht mehr losgelöst bleiben, sondern durch entspannte Aufnahmebereitschaft bis zu Ihrer Mitte (Gürtellinie) fließen. Lassen Sie also die Vor- und Rückwärtsbewegung der Füße bis in Ihren Becken- und Lendenbereich hinein. Das braucht die aufrechte Haltung von Brustkorb und Kopf nicht zu beeinträchtigen. Wenn Sie bei dieser Übung Ihre Hände nicht aufstützen, sondern freischwebend lassen, sollten auch sie die Bewegung aufnehmen.

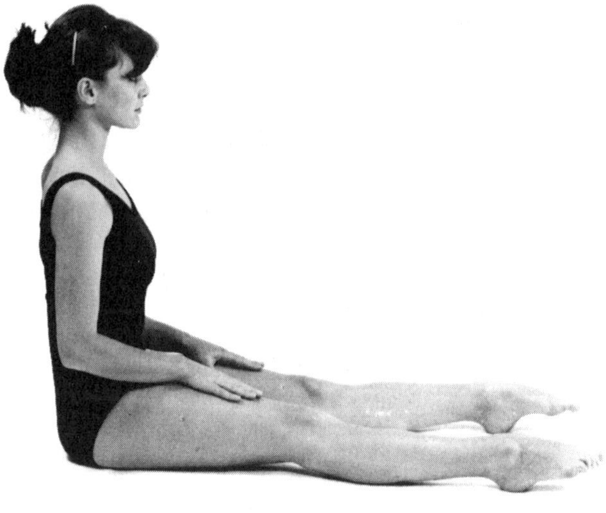

Sie können durch diesen Bewegungsweg ein Gefühl für Gemeinsamkeit und Zugehörigkeit Ihrer Gliedmaßen zum Ganzen wiederentdecken, das dem modernen Zivilisationsmenschen weitgehend abhanden gekommen ist und sich deutlich in seinen verengten Körperbewegungen äußert. Ruheposition wie nach Übung 1. Pause.

6. Ausgangsposition. Bewegen Sie Ihre aufgerichteten Füße 10 bis 15-mal abwechselnd nach rechts und links, so als wollte der große bzw. der kleine Zeh jeweils den Boden berühren. Versuchen Sie dabei im aufrechten Sitz und mit freischwebenden Armen, diese verhältnismäßig kleine Fußbewegung voll aufzufangen, bis Ihr ganzer Körper in Bewegung gerät. Horchen Sie wieder in sich hinein: Was geschieht in den Hüftgelenken, in welcher Richtung schaukelt Ihr Becken? Sorgt der Oberkörper während der Bewegung für Haltungsausgleich? Und in welcher Richtung bewegen sich Kopf und Blick? Auch der Nacken sollte nicht steif und abweisend bleiben. Wie reagieren Schultern und Arme? Ruheposition in der Rückenlage. Langpause.

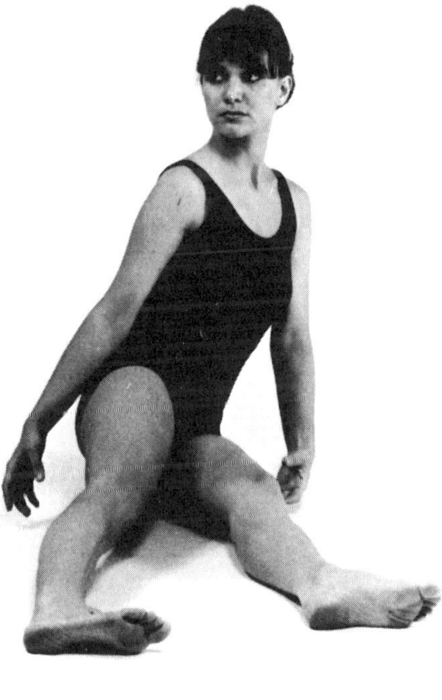

7. Ausgangsposition. Übung 5 und 7 werden nun zu einer fließend-kreisenden Einheit verbunden, so daß Ihre Zehen einen möglichst großen Kreis beschreiben. Führen Sie diese Übung etwa 6-mal in beiden Drehrichtungen durch. Versuchen Sie, die Fußbewegung wirklich ganz rund zu machen. Wenn die Bewegung eckig wird, haben Sie es sich noch zu leicht gemacht.
Ihr ganzer Körper darf und soll sich beteiligen: Becken, Brustkorb, Nacken, Kopf und Arme lassen die Bewegung voll zu, werden durch die Aktivierung der Füße passiv mitbewegt. Sollte Ihnen schwindelig werden, dann führen Sie die Bewegung anfangs langsam und mit geöffneten Augen durch. Die Übung soll Ihnen nahebringen, wie wichtig die Verbindung unserer sehr kleinen Körperbasis, nämlich der Füße, mit unserem ganzen Selbst ist.
Ruheposition in der Rückenlage. Entspannung und Nachforschung von Haltung, Kontakt und Atmung.

Vierte Lektion

Ausgangsposition: Stand. Ihre Füße stehen im Abstand der Körperbreite parallel und frontal gerichtet. Diese Parallelstellung kann so ungewohnt sein, daß die Fußposition während der Lektion immer wieder kontrolliert und korrigiert werden muß. Es kann im Laufe der Übungen möglicherweise sogar zu Verspannungen kommen, die dann jedesmal wahrgenommen und gelöst werden sollten.

Das Hauptproblem beim Stand ist unser übermäßiges Streben »nach oben«. Wir sind dadurch kopflastig geworden und ha-

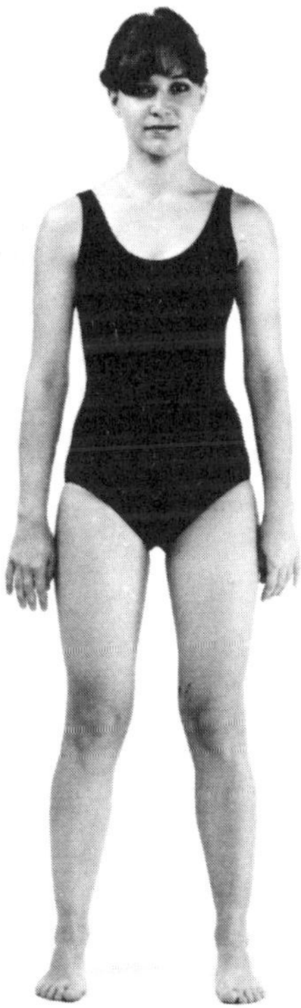

ben die Verbindung mit der Erde sträflich vernachlässigt. Der Kopf steht für eine einseitig intellektualisierte Lebenseinstellung, für Willen und Machtstreben. Da kommt es dann leicht dazu, daß wir psychisch und physisch »ins Wanken geraten«, den »Boden unter den Füßen« verlieren. Das wirkt sich unter anderem auf unsere natürliche Selbstsicherheit aus, die dann erkünstelt und vorgetäuscht werden muß. Um unser gesundes und lebenswertes Selbst wiederzufinden, müssen wir neu lernen, uns fest mit dem Boden verwurzelt zu fühlen. Dazu wollen wir uns hier eine ausgewogen aufrechte Haltung aufbauen.

1. Achten Sie auf Ihre Knie: sind sie etwa durchgestreckt? Das ist der erste schlimme Fehler beim Stehen! Lockern Sie also Ihre Knie, aber gehen Sie darum nicht gleich in die Kniebeuge.

2. Wippen Sie leicht in den Knien, und versuchen Sie, auf diese Weise den richtigen Stand zu finden. Haben Sie während der Wippbewegung gemerkt, daß auch die Fuß- und Hüftgelenke zusammen mit dem Becken an der Bewegung beteiligt waren? Wenn nicht, versuchen Sie es gleich noch einmal. Wie ist die Lage Ihres Beckens? Vielleicht haben Sie eine Neigung zum Hohlkreuz und spüren eine Spannung in der Lendengegend. Das ist der zweite große Fehler beim Stehen! Mit gelockerten Knien können Sie Ihr Becken aufrichten. Tun Sie das, aber ohne zu übertreiben. Das Gesäß wird nicht vorgeschoben, sondern bleibt auch jetzt nach hinten gewölbt. Pause. Je nach Bedarf liegen, gehen oder Rumpfbeuge vorwärts.

3. Ausgangsposition wie zum Schluß der letzten Übung. Nachdem Sie sich vom Boden bis zur Körpermitte aufgebaut haben, können Sie auf dieser elastischen und ausgewogenen Basis weiterbauen. Beachten Sie Ihren Oberkörper: den Brustkorb, den Schultergürtel, den Nacken und den Kopf. Wahrscheinlich steht das alles nicht senkrecht aufeinander, sondern zieht nach vorn, nach hinten oder gar zur Seite. Warum ist die ganze obere Partie entweder kraftlos und erschlafft oder steif und unbeweglich? Es liegt am Schultergürtel, den die meisten Menschen falsch halten. Das ist der dritte schwere Fehler beim Stehen. Versuchen Sie, sich die Weite, nämlich die Entfernung zwischen den beiden Schultern, ins Gedächtnis zu rufen. Stellen Sie sich ein unsichtbares elastisches Band vor, das in Höhe der Schlüsselbeine von Schulter zu Schulter über Ihre Brust läuft.
Nun führen Sie etwa 10 bedächtige Ziehbewegungen mit diesem elastischen Bande durch, wobei der Atem organisch mitgehen soll. Dehnen Sie so Ihre Schultern in die Weite, öffnen Sie sich! Sie bemerken dabei, wie Ihr Rücken sich wie von selbst aufrichtet, ja sogar Nacken und Kopf wollen sich aufrichten. Lassen Sie es zu, bleiben Sie in dieser weitherzig aufrechten Haltung. Während Sie Ihre Aufmerksamkeit auf Brustkorb, Schultergürtel, Nacken und Kopf gerichtet haben, dürfen Sie allerdings unten nicht in die alten Fehler zurückfallen; bitte immer wieder kontrollieren.
Sie können übrigens bei Ermüdung Ihre Arbeit am natürlichen Stehen unterbrechen und nach einer kurzen Erholungspause weitermachen. Vielleicht haben Sie bei der Dehnbewegung gespürt, daß trotz guten Willens noch nicht alles stimmte. Das liegt dann daran, daß Sie Ihre Schultern gewohnheitsmäßig viel zu hoch tragen, und in dieser unnatürlichen Stellung haben sie sich verfestigt. Viele Menschen wissen gar

nicht, wie die Schulterlinie natürlicherweise verläuft: vom Hals schräg abwärts zum Schultergelenk. Die hochgezogenen Schultern sind das Gegenstück zu den durchgedrückten Knien.

Lassen Sie ganz bewußt Ihre Arme völlig locker an den Schultern hängen, die Handrücken sind dabei mehr oder weniger frontal gerichtet, die Schultern sind weit, aber nicht gewaltsam nach hinten gezogen. **Nun ziehen Sie etwa 10-mal ganz bewußt abwechselnd die linke und die rechte Schulter nach unten, wobei der Atem wieder im natürlichen Rhythmus die Bewegung begleiten soll.**

Wenn Sie bei der letzten Übung einzig und allein Ihre Schultern bewegt haben, und nicht auch Kopf und Körper, werden nun Ihre Schultern schon viel besser hängen. **Nun bewegen Sie sie etwa 6 bis 8-mal abwechselnd ganz ruhig und leicht vor und zurück.** Nehmen Sie dabei in der Mittelhaltung die Erleichterung, die »Gelassenheit« im wörtlichen Sinn an Ihren Schultern wahr. Pause.

Jetzt geht es um Ihren Kopf. Die meisten Menschen wissen nicht mehr, »wo ihnen der Kopf steht«. Sie haben durch die Lebensumstände gelernt, immer nur den Kopf »einzuziehen«. Andere tragen den Kopf im Imponiergehabe so weit nach hinten gebogen, daß sie nicht mehr sehen, wohin sie treten. Und wieder anderen schließlich ist er unter den Widrigkeiten des Alltags ganz nach vorn gewandert, in eine steingewordene Verbeugung. All das sind Fehlhaltungen, die sich schwerwiegend auf unser Wohlbefinden auswirken. Wir wollen dem Kopf nun seine natürliche Haltung zurückgeben, nach allen Richtungen frei beweglich.

4. Ausgangsposition wie am Ende der vorhergegangenen Übung. Wenden Sie Ihren Blick vollkommmen geradeaus. Auch das Kinn und der Mund sollen sozusagen geradeaus schauen. Die Blickrichtung verläuft parallel zum Boden auf einen gedachten Horizont zu. Behalten Sie diese Position bei und ziehen Sie jetzt Ihren Kopf Richtung Decke: Das machen Sie, indem Sie Hals und Nacken mit der gleichen Zugbewegung in die Länge ziehen, wie wenn Sie einen Korken aus der Flasche ziehen wollten. Versuchen Sie diese Bewegung etwa 8 bis 10-mal.

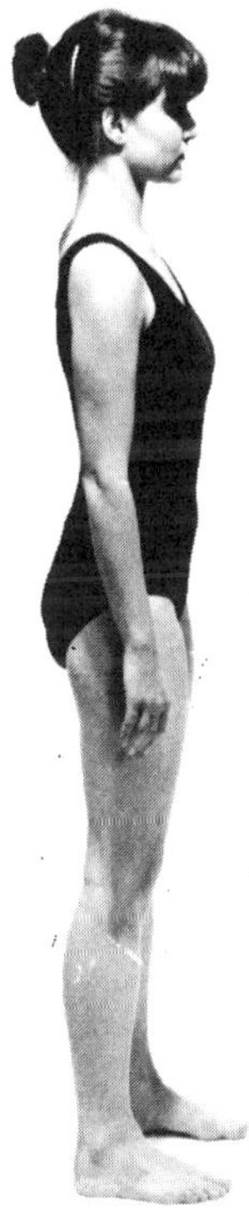

Denken Sie daran, während der Bewegung die Schultern weit und locker zu lassen und auch die übrigen Haltungskorrekturen nicht zu vernachlässigen.
Wenn Ihnen diese Übung gelingt, werden Sie sich hinterher bedeutend freier fühlen. Aber die richtige und natürliche Körperhaltung im Stand zu erreichen, ist keine Kleinigkeit, besonders, wenn sie zu Ihrer zweiten Natur werden soll, die jeder Situation des Körpers — wie z.B. im Gehen, Sitzen, Beugen — standhält. Langpause. Ruheposition nach Wahl. Durchdenken Sie noch einmal meditativ die Einzelheiten des ausgewogenen Stehens.

Fünfte Lektion

Ausgangsposition: Seitenlage rechts. Die Wirbelsäule ist gestreckt, ebenso das linke Bein. Das rechte Bein ist angewinkelt, so daß der Fuß knapp hinter dem gestreckten linken Bein am Boden liegt. Das gibt Ihrem unteren Körperabschnitt eine sichere Basis. Die Arme sind parallel in geradliniger Verlängerung des Körpers über den Kopf hinaus gestreckt, und zwar möglichst über die Ohrlinie hinweg. Wenn Sie Schultergelenkprobleme haben, werden Sie den rechten (unten liegenden) Arm vielleicht zu Anfang der Lektion angewinkelt unter Ihren Kopf legen.

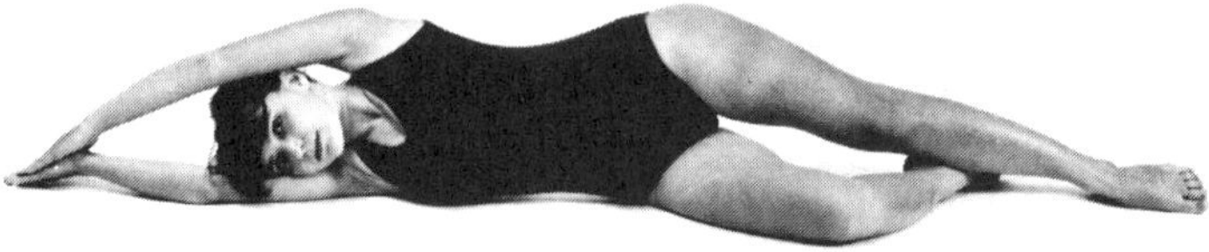

1. **Fangen Sie mit einer gleichzeitigen Streck- und Ziehbewegung des linken Armes und Beines an. Den Arm strecken Sie in gerader Linie über Ihren Kopf hinaus, als ob Sie ihn aus dem Schultergelenk ziehen wollten. Gleichzeitig strekken Sie Ihr linkes Bein in gerader Linie nach unten, als ob Sie es aus dem Hüftgelenk ziehen wollten.** Ein Ziehen und Loslassen in voller Übereinstimmung mit Ihrer Atmung. Tun Sie das etwa 10-mal. Die Spannungslinie soll Ihre Zehen und Fingerspitzen erreichen. Fühlen Sie, wo Ihre linke Seite am stärksten gedehnt wird? Ruheposition in der Rückenlage. Pause.

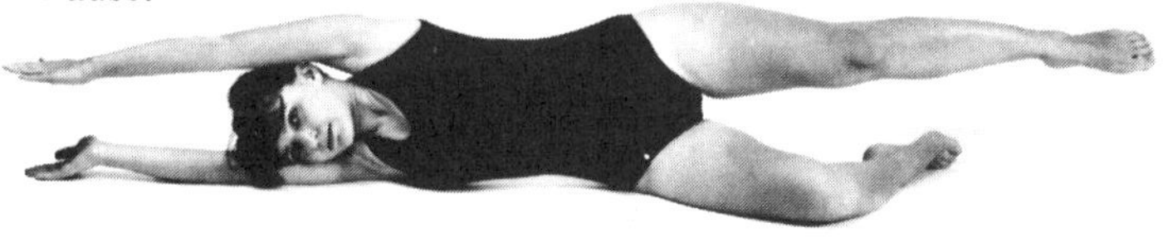

2. Ausgangsposition. Allerdings lassen Sie diesmal beide Beine angewinkelt. Die Arme sind wie vorher gestreckt. Bewegen Sie Ihren linken gestreckten Arm etwa 8-mal in kleinen, langsamen Schüben nach hinten. Die Handfläche ist dabei frontal gerichtet, der Oberarm streift bei jeder Bewegung Ihr linkes Ohr. Achten Sie darauf, den Arm von den Fingerspitzen bis zur Schulter gerade zu lassen. Spüren Sie der Bewegung im Rücken nach. Der Atem soll die Bewegung begleiten. Kurzpause.

3. Ausgangsposition wie am Anfang. Stützen Sie Ihre linke Hand vor der Brust auf den Boden und bewegen Sie Ihr gestrecktes linkes Bein etwa 8-mal in kleinen, langsamen Schüben nach hinten. Das Bein soll dabei bis zu den Zehen gerade bleiben, und zwar parallel zum Boden, ohne daß die Zehen den Boden berühren. Wo haben Sie die Bewegung im Rücken gespürt? Kurzpause.

4. Ausgangsposition. Führen Sie die Übungen 2 und 3 etwa 8-mal gleichzeitig aus. Wenn Ihr gestreckter rechter Arm dabei mit der Handfläche am Boden liegt, können Sie während der Bewegung Ihre Seitenlage besser halten. Achten Sie darauf, im Rücken keinen Widerstand zu leisten. Ruheposition in der Rückenlage. Langpause.

5. Ausgangsposition. Heben Sie etwa 8-mal gleichzeitig Ihren gestreckten linken Arm und das gestreckte linke Bein hoch. Suchen Sie dabei keine Verbindung von Hand und Fuß; das ist nicht das Bewegungsziel. Hand und Fuß sollen während der Bewegung in der gleichen Position belassen werden, wie im Liegen: Der Handrücken zeigt nach oben, die Ze-

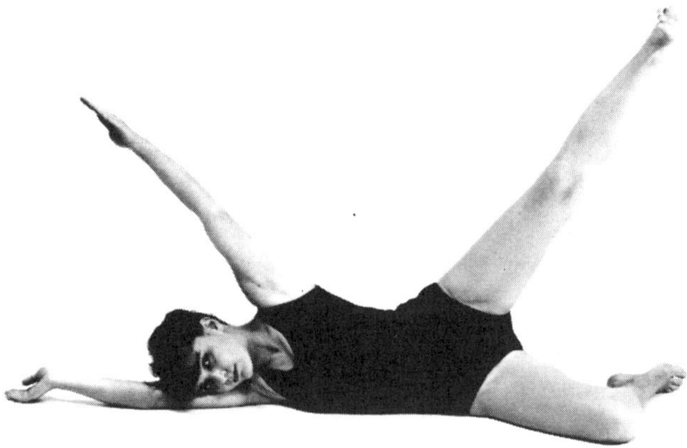

hen zeigen nach vorn. Blieb der Rücken während der Bewegung gestreckt?
Achten Sie einmal darauf, ob Sie den Arm oder das Bein höher heben können. Versuchen Sie, trotz der Gewichts- und Bewegungsunterschiede, Arm und Bein in Harmonie zu bringen und gleich hoch zu heben, so daß der Winkel zum Boden bei beiden gleich ist. Können Sie 5 Sekunden in der Endposition verbleiben? Ruheposition in der Rückenlage. Pause.

Wiederholen Sie jetzt die Übungen 1 bis 5 in der linken Seitenlage spiegelbildlich.

6. Ausgangsposition wie am Anfang. Legen Sie Ihre linke Hand flach auf das Hüftgelenk. Sie beugen jetzt Ihr linkes Knie und bewegen es in Richtung Brustkorb, während Sie gleichzeitig Ihren Kopf zum Knie hin beugen, so als wollten sich beide treffen. Führen Sie diese Doppelbewegung etwa 6-mal durch. Der Kopf soll nicht höher als der Körper gehoben werden. Bei der Rückbewegung werden das Bein, der Nacken und die ganze Rückenlinie wieder kräftig durchgestreckt. Achten Sie bei dieser Übung mehr auf den Weg als

auf das Ziel. Wer den richtigen Weg geht, kommt eher und leichter zum Ziel, als wer nur das Ziel im Auge hat. Diesen Grundsatz mögen Sie sich zum Prinzip machen.
Nicht auf die Anstrengung kommt es an! Wie hat Ihr Atem sich verhalten? Sie brauchen nur auf ihn zu hören, ihn geschehen lassen, ohne ihn lenken zu wollen. Dann findet er seinen richtigen Weg allein. Kurzpause.

Legen Sie sich nun auf die linke Seite und wiederholen Sie die Bewegung spiegelbildlich. Kurzpause.

7. Ausgangsposition. Stützen Sie Ihre linke Hand vor der Brust auf den Boden. Beugen Sie nun Ihr linkes Knie, heben Sie es an und stellen Sie den linken Fuß hinter dem rechten Knie auf den Boden. Ihr linkes Knie zeigt zur Decke. Versuchen Sie, Ihr linkes Knie etwa 8-mal nach hinten zu bewegen, ohne das rechte vom Boden abzuheben. Achten Sie darauf, wo Sie die Drehbewegung gespürt haben. Die linke Hand muß fest auf den Boden gestützt bleiben, damit der Schultergürtel fixiert ist.
Kurzpause.

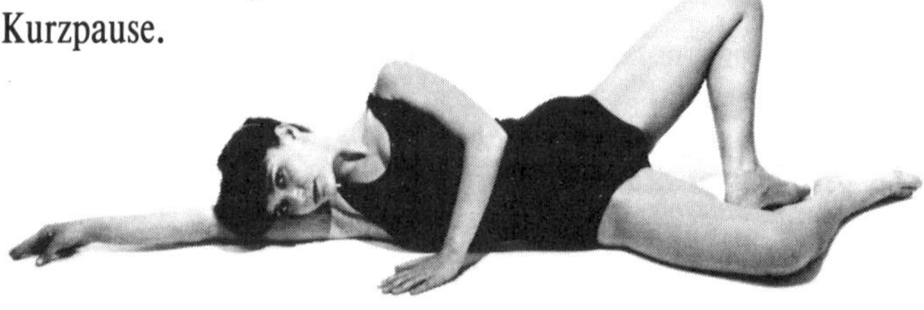

8. Sie bleiben in der gleichen Position und fahren etwa 8-mal mit der gleichen Kniebewegung nach hinten fort, auch wenn das rechte Knie den Boden verlassen muß und der Bewegung nachkommt. Lassen Sie diese Nachfolgebewegung zu. Es entsteht eine Drehung des Beckens nach hinten, bis seine Rückseite mehr und mehr am Boden aufliegt. Der

Oberkörper bleibt dabei aber auf der Seite liegen. Spielen Sie diese Bewegung rhythmisch durch und führen Sie die Knie immer wieder auf ihren alten Platz zurück. In welchem Teil des Rückgrates haben Sie die Drehung am deutlichsten gespürt? Versuchen Sie, etwa 5 Sekunden in der Endposition zu verharren, während Sie die Basisatmung zulassen und wahrnehmen. Ruheposition in der Rückenlage. Pause.

9. Ausgangsposition: Seitenlage rechts. Beide Beine liegen diesmal angewinkelt übereinander. Dadurch entsteht eine breite Basis und Fixierung des Beckengürtels. Die Arme werden im Ellbogen angewinkelt, die Fingerspitzen greifen leicht ineinander und liegen am Hinterkopf. Die Ellbogen sind nach vorn gerichtet.
Heben Sie jetzt etwa 8 bis 10-mal Ihren linken Ellbogen und biegen ihn rückwärts in Richtung Boden, ohne den rechten Ellbogen vom Boden abzuheben. Kopf und Nacken sollen keinen Widerstand leisten, sondern sich an der Ellbogenbewegung beteiligen. Beide Knie bleiben übereinanderliegend am Boden, sonst verliert die Drehbewegung ihre Wirkung im Oberkörperbereich. Kurzpause.

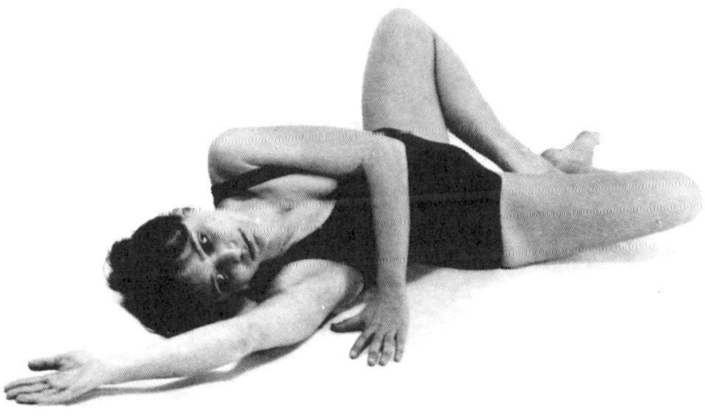

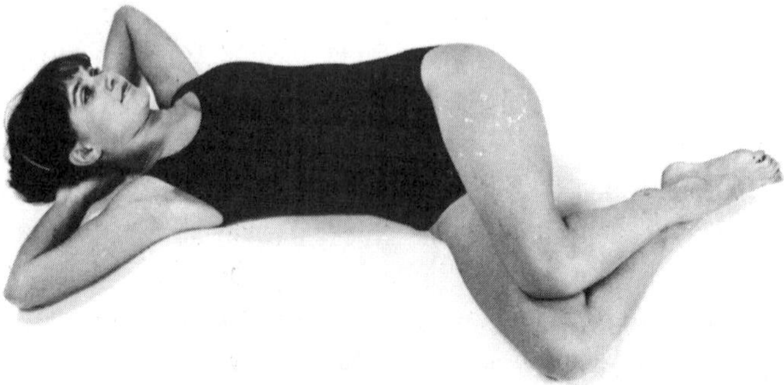

10. Bleiben Sie in der gleichen Position und fahren Sie etwa 6 bis 8-mal mit der Ellbogenbewegung fort, bis der linke Ellbogen den Boden berührt, auch wenn der rechte nun den Boden verlassen muß und der Bewegung nachfolgt. Lassen Sie ihn mitgehen. Jetzt können Sie Ihren linken gebeugten Arm ohne Schwierigkeit rückwärts am Boden auflegen; schließlich wird der ganze Schultergürtel guten Bodenkontakt bekommen. In welcher Gegend Ihres Rückgrates haben Sie die Hauptdrehung wahrgenommen? Versuchen Sie, etwa 5 Sekunden locker in der Endposition zu bleiben, während Sie frei atmen. Spüren Sie die Weite Ihres Brustkorbes, die Atmung Ihrer Mitte und nehmen Sie die Gürtel- und Mediallinie wahr, auf der sich die Bewegungen 8 und 10 treffen. Ruheposition in der Rückenlage. Langpause.

Wiederholen Sie dann die Übungen 7, 8, 9 und 10 in der linken Seitenlage spiegelbildlich. Am Ende der Lektion können Sie Ihrer Entspannungsfähigkeit, der Atemqualität, dem Energiestrom und dem Bodenkontakt des Körpers meditativ nachgehen.

Sechste Lektion

Ausgangsposition: Bauchlage. Bevor Sie mit den eigentlichen Übungen dieser Lektion beginnen, versuchen Sie einmal die sogenannte »Nest- oder Bogenstellung« aus der Bauchlage heraus. Sie strecken die Arme nach hinten und fassen die nach oben gebogenen Beine an den Füßen. Ziehen Sie, bis Oberschenkel und Schultergürtel frei schweben. Sie sollen sich dabei jedoch nicht anstrengen. Haben Sie Geduld mit sich; am Anfang der Lektion geht meist recht wenig.
Erreichen Ihre Hände die Füße, oder schafft es nur eine Hand? Heben sich Kopf und Brustkorb vom Boden, und wie hoch? Können Sie die Füße zur Decke strecken, so daß die Oberschenkel vom Boden abheben? Die Ellbogen sollen locker durchgestreckt bleiben und nicht übermäßig gespannt werden. Der Nacken führt die Bogenlinie des Rückens harmonisch weiter. Diesen Bewegungsversuch sollten Sie während der Lektion im Gedächtnis behalten. Pause.

1. Ausgangsposition Bauchlage. Die Arme sind gebeugt, die Stirn ruht auf den Händen. Die Beine sind gestreckt und leicht gespreizt. Beugen Sie Ihr rechtes Knie rechtwinklig an und heben es in dieser Stellung etwa 5-mal vom Boden ab, ohne fernliegende Körperregionen zu Hilfe zu nehmen oder anzuspannen. Wie weit hebt Ihr Oberschenkel vom Boden ab? Das linke Bein soll bei der Bewegung gestreckt bleiben. Legen Sie nun Ihren rechten Unterschenkel wieder zu Boden. Pause.

2. Ausgangsposition. Wiederholen Sie die Übung 1 etwa 8 bis 10-mal. Achten Sie diesmal genau darauf, daß Ihr linkes Bein während der Bewegung bis zu den Zehen gestreckt

am Boden liegt. Die Bewegung geht durch das Hüftgelenk in Becken und Körper über. Wenn diese hart und unbeweglich bleiben, wird Ihnen jede Hebung des rechten Knies unnötig schwer werden. Lassen Sie also bei jeder Bewegung die

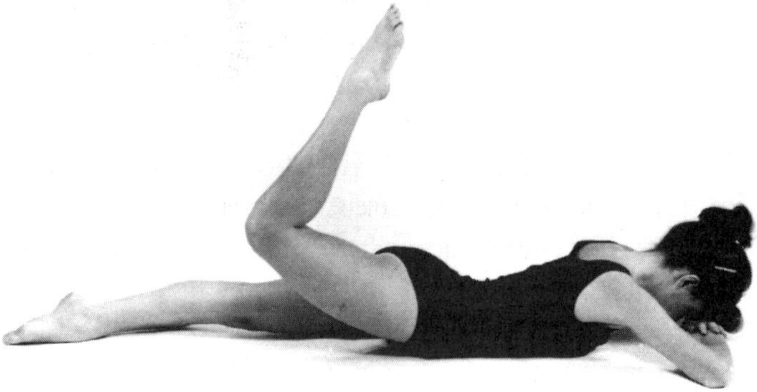

rechte Beckenseite widerstandslos mitgehen, so daß die Bewegungswelle in Lende und Körper dringt. Sie können die Bewegung noch ein paarmal leichter und schneller ausführen, damit Sie den Wesensunterschied zwischen Übung 1 und 2 bewußter erleben. Legen Sie am Ende Ihren rechten Unterschenkel wieder zu Boden. Pause.

3. Ausgangsposition. Wenn Sie die Bewegung 2 noch gelassener und mit noch mehr Bereitschaft wiederholen, werden Sie sie weiterentwickeln können, bis Ihr angewinkeltes Knie einen hohen Bogen nach links beschreibt und die Zehen des rechten Fußes hinter Ihnen den Boden berühren. Versuchen Sie, etwa 5-mal die Bewegung so bogenförmig zu erweitern, ohne Kraftaufwand, aber mit ausgiebiger Beckendrehung. Das rechte Knie weist im Endpunkt des Bogens nach oben, der Unterschenkel senkrecht zum Boden. Verweilen Sie etwa 5 Sekunden in dieser Endposition mit konzentrierter und tie-

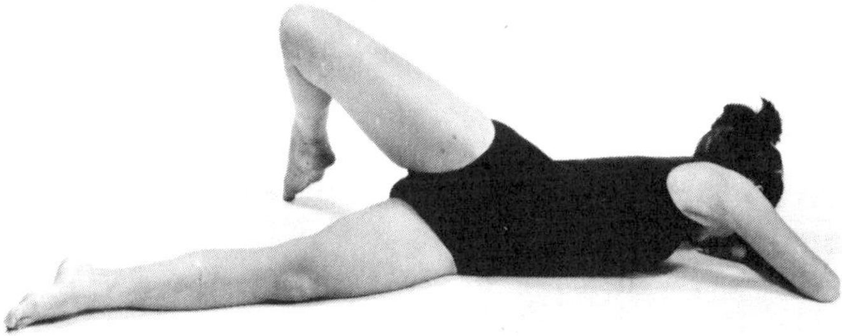

fer Atmung. Spüren Sie der Atemwelle nach: Ist die gedehnte Leisten-, Bauch- und Lendengegend besser beatmet als die gegenüberliegende Seite? Ruheposition in der Rückenlage. Langpause. Dabei erforschen Sie Ihren Bewegungserfolg und spüren dem Körpergefühl in der rechten Seite nach. **Anschließend wiederholen Sie die Übungen 1 bis 3 mit dem linken Bein spiegelbildlich.**

4. Ausgangsposition: Bauchlage. Die Beine sind gestreckt und gespreizt, der rechte Arm liegt gestreckt neben dem Körper, die Handfläche zeigt nach oben. Der linke Arm ist gebeugt, die Stirn ruht auf der linken Hand. Heben Sie nun Ihre rechte Hand an und führen Sie sie gleichzeitig auf Ihre Füße zu. Sie werden erfahren, wie der Arm, die Schulter, der Brustkorb, Nacken und Kopf der Bewegung Ihrer Hand nachfolgen. Lassen Sie Ihre linke Hand und den Ellbogen als Stütze am Boden, und achten Sie darauf, daß Ihr Oberkörper keine Drehbewegung ausführt, sondern sich hochstreckt. Führen Sie die Übung etwa 6-mal aus. Wann atmen Sie ein, wann aus? Der Nacken soll beim Anheben in der Mittellage bleiben und nicht eingeknickt werden. Die Bewegung muß im Brustkorb spürbar sein, dessen Geschmeidigkeit Sinn dieser Übung ist. Pause.

Wechseln Sie anschließend die Armposition und führen Sie die gleiche Bewegung 6-mal mit der linken Hand spiegelbildlich aus. Pause.

5. Ausgangsposition wie Übung 4. Beugen Sie Ihr rechtes Knie, bis der Unterschenkel im rechten Winkel zum Boden steht. Nun wiederholen Sie die Übung 4 noch 6-mal. Diesmal versuchen Sie, bei jeder Aufwärtsbewegung des Oberkörpers Ihre rechte Fußsohle zu streicheln. Machen Sie die Bewegung nicht mit ruckartigem Kraftaufwand, sondern lassen Sie sie geschehen, während Ihr inneres Auge die Fußsohle sieht, mit der Ihre Hand streichelnden Kontakt aufnehmen möchte. Die Hand soll den Fuß nicht besitzergreifend packen! Sie dreht sich übrigens während der Bewegung ganz natürlich mit der Handfläche nach unten, kehrt aber im zweiten Teil der Bewegung in ihre ursprüngliche Position zurück.

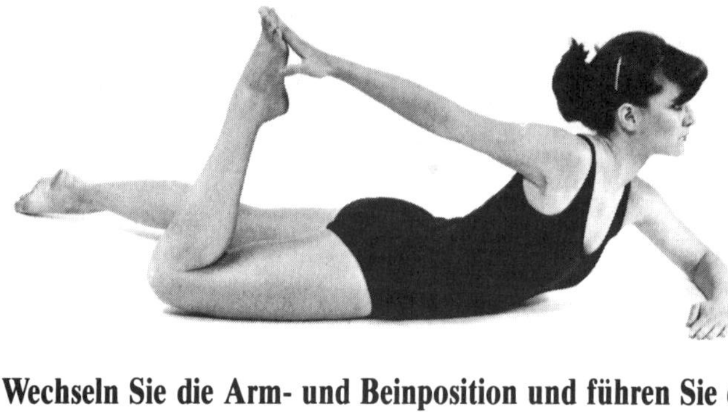

Wechseln Sie die Arm- und Beinposition und führen Sie die Bewegung noch 6-mal mit der linken Hand spiegelbildlich durch. Spüren Sie, wieviel biegsamer Ihr Oberkörper jetzt ist, und daß er sich leichter vom Boden abhebt?
Ruheposition in Rückenlage mit angewinkelten Beinen. Falls Sie Schmerzen im Rücken empfinden, ziehen Sie zum Ausgleich die Knie einige Male zum Bauch hin. Langpause.

6. Ausgangsposition wie zuvor, allerdings haben Sie diesmal bei gestrecktem rechtem Arm das linke Knie gebeugt. Führen Sie nun die Übung 5 etwa 3 bis 6-mal diagonal aus: Die rechte Hand versucht, den linken angewinkelten Fuß zu streicheln. Anschließend wechseln Sie die Position, und die linke Hand versucht 3 bis 6-mal den rechten Fuß zu streicheln. Die Hebe- und Drehbewegung des Oberkörpers soll dabei in völliger Harmonie mit der Handbewegung geschehen. Pause.

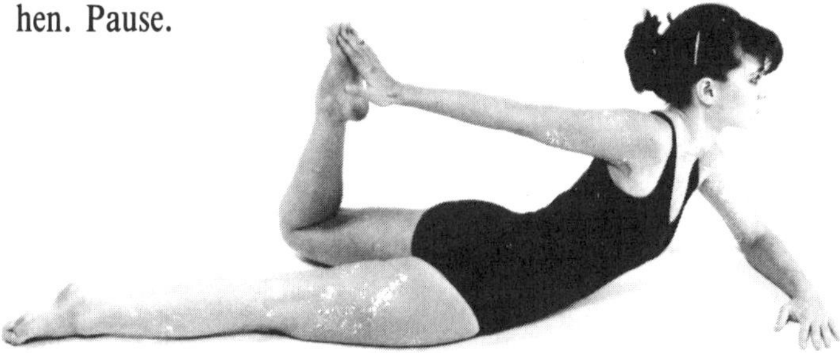

7. Ausgangsposition wie Übung 5. Versuchen Sie, Ihren rechten Fuß mit der rechten Hand zu umfassen. Nun heben Sie etwa 5-mal gleichzeitig Ihren Fuß und Ihren Oberkörper an. Der rechte Arm soll nicht gebeugt werden, und der Fuß soll sich nicht dem Gesäß nähern, sondern gleichzeitig mit dem Oberkörper zur Decke streben. Die linke Hand ist Ihnen dabei eine nützliche Stütze am Boden.

Vermeiden Sie, bei der rechtsseitigen Bogenspannung auf die linke Körperseite zu kippen; achten Sie darauf, in ausgewogener Bauchlage zu bleiben. Knie und Oberschenkel sollen sich möglichst weit vom Boden abheben. Pause. **Danach führen Sie die gleiche Bewegung 5-mal mit der linken Seite durch.** Pause.

8. Sie machen jetzt die Übung sieben 3 bis 5-mal diagonal: Die Bogensehne wird von der rechten Hand zum linken Fuß

gespannt. Es ist ein großer Unterschied zwischen dem gleichseitig und diagonal gespannten Bogen. Welcher von beiden hält sich leichter im Gleichgewicht? Versuchen Sie, etwa 5 Sekunden lang die Endposition in ruhiger Spannung und vom Atem durchströmt zu halten. Versuchen Sie es auch einmal mit in Schulterhöhe nach vorn in den Raum gestrecktem Arm! Das verlangt noch mehr innere Kraft, Disziplin und Gleichgewicht. Pause.

9. Ausgangsposition: Bauchlage. Die Knie sind gebeugt und leicht gespreizt, die Arme parallel zum Rumpf gestreckt. Sie versuchen jetzt, mit beiden Händen Ihre Füße zu ergreifen. Dann heben Sie 3 bis 5-mal langsam und mit Spannung Kopf und Oberkörper vom Boden ab und in die Höhe. Dabei helfen Ihnen Ihre Füße, die sich gleichzeitig so weit wie möglich vom Gesäß entfernen, während Oberschenkel und Knie am Boden liegen bleiben. Verbleiben Sie etwa 3 bis 5 Sekunden in der Endposition, und zwar mit hoch erhobenem Kopf. Der Atem soll kräftig sein; der Nacken darf nicht überspannt werden. Pause.

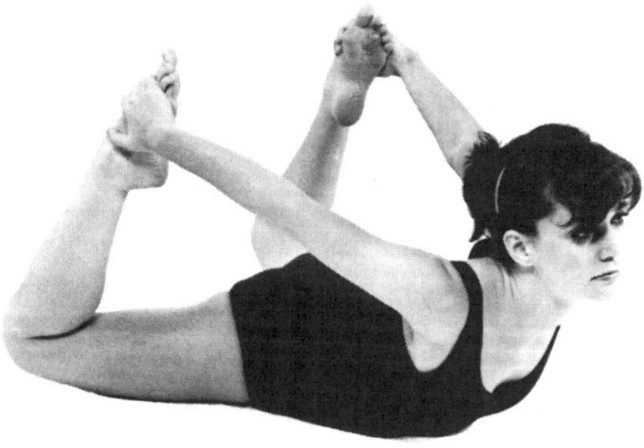

Anschließend gehen Sie noch einmal von der gleichen Ausgangsposition aus, nur lassen Sie diesmal die Stirn am Boden und heben etwa 3 bis 5-mal die Füße so hoch wie möglich zur Decke hin. Sie verbleiben wieder 3 bis 5 Sekunden in der Endposition, während Sie sich auf Ihre untere Körperhälfte konzentrieren. Der Atem schwingt frei, die Arme sollen ausgestreckt bleiben und der Nacken ist lang und entspannt. Wie hoch, meinen Sie, haben sich Ihre Knie vom Boden abgehoben? Wir sollten die Fähigkeit neu entwickeln, Dinge, Formen, Bewegungen und Entfernungen auch ohne die Hilfe der Augen spürend zu »sehen« und zu erfassen. Ruheposition nach Wahl. Pause.

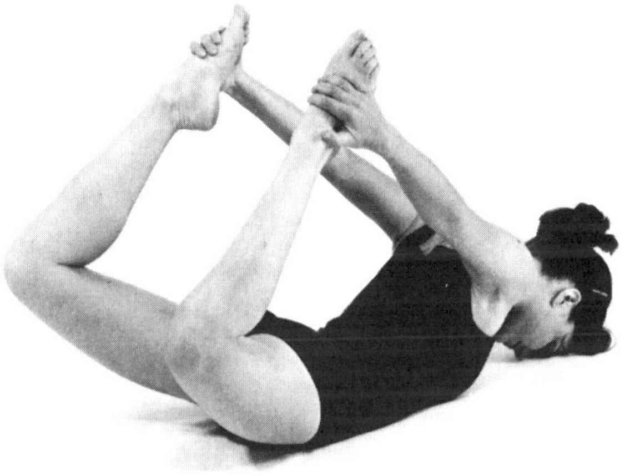

10. Ausgangsposition wic vorher. Wiederholen Sie jetzt die anfangs der Stunde ausprobierte »Nest- oder Bogenstellung« noch einmal. Sie heben dazu langsam beide Enden des Bogens, den Kopf und die Füße, so hoch, bis der Bogen maximal gespannt ist. 5 bis 8 Sekunden sollten Sie bei regem Atem und voller Energie in dieser Endposition verbleiben, ohne daß sich Ihre Gesichtszüge verspannen. Dabei werden Sie feststellen, daß sich während dieser Position verkürztes

Gewebe weiter dehnt und Ihre Füße sich noch etwas anheben lassen.
Wiederholen Sie die »Bogenstellung« nach einer Ruhepause noch einmal. Achten Sie darauf, daß Ihr Nacken in der Mittelstellung bleibt. Welchen Unterschied können Sie gegenüber dem Anfang der Lektion feststellen? Ruheposition: Ruherolle. Langpause.

11. Wenn Ihnen die Bogenstellung leicht gefallen ist, aber nur dann, empfehle ich Ihnen, eine etwas schwierigere Variante auszuprobieren: **Sie überkreuzen entweder Ihre Arme oder Ihre Unterschenkel, verbinden also Hände und Füße überkreuz. Dann gehen Sie 2-mal wie zuvor in die Bogenstellung und verbleiben in der Endposition wie vorher.** Ruheposition in der Seitenentspannungslage. Langpause.

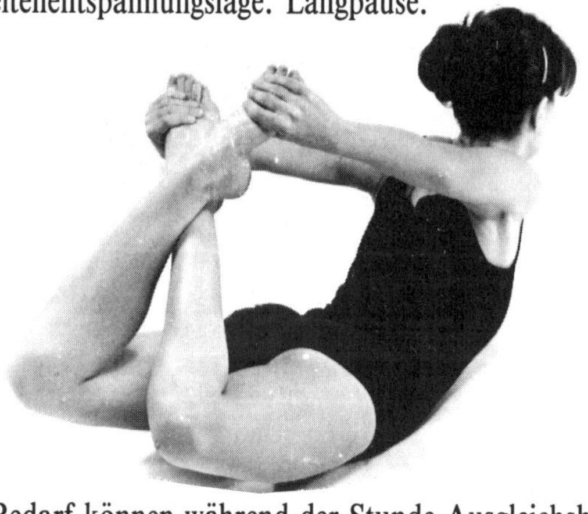

Je nach Bedarf können während der Stunde Ausgleichsbewegungen oder Ausgleichsstellungen eingeschaltet werden.
Diese Lektion soll auch als Modell dazu dienen, wie die aus dem indischen Hatha-Yoga stammenden »Atemstellungen«, die für Europäer allgemein schwierig erscheinen, Schritt für Schritt erarbeitet werden können.

Siebte Lektion

Ausgangsposition: Kniestand. Sorgen Sie für eine genügend weiche Unterlage für Knie und Füße, damit Schmerzen vermieden werden. Sie knien aufrecht, Ihre Schultern sind locker und weit, der Kopf steht gerade und leicht, das Becken ist ausbalanciert. Machen Sie es sich zur Gewohnheit, ganz gleich in welcher Ausgangsposition Sie sich befinden, immer eine ausgewogene, alle Bewegungen ermöglichende Haltung einzunehmen.

1. Als Vorbereitung zum Bewegungsthema dieser Lektion werden zunächst Füße und Knie erwärmt und elastisch gemacht. Setzen Sie sich dazu etwa 5-mal langsam auf Ihre Fersen und richten Sie sich jedesmal wieder zum Kniestand auf.

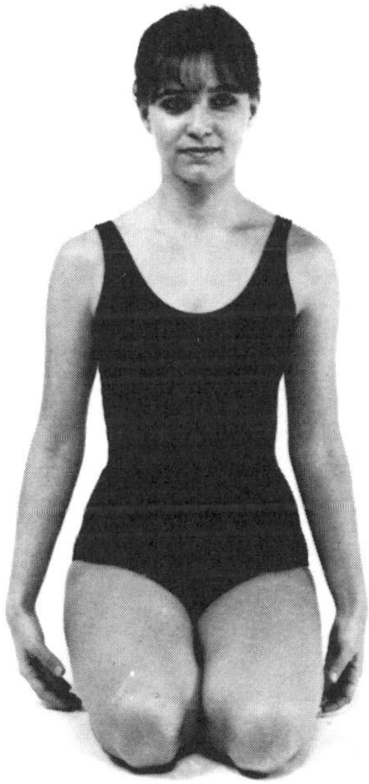

Nun ändern Sie die Fußstellung und stellen die Zehen am Boden auf. Dann wiederholen Sie die vorige Bewegung erneut 5-mal. Haben Sie Geduld, wenn die Zehen dabei schmerzen. Es beweist nur, wie bitter nötig Sie diese Vorübung haben. Wiederholen Sie die Bewegung noch 6-mal, indem Sie jedesmal die Zehenstellung wechseln. Ruheposition in der Ruherolle. Pause.

2. Ausgangsposition. Aus dem Kniestand stellen Sie Ihr linkes Bein durchgestreckt und weit gespreizt zur Seite. Der linke Fuß ist nach vorn gerichtet und fest am Boden aufgestützt. Sie spüren dabei, wie die Fußsohlenwölbung gestärkt

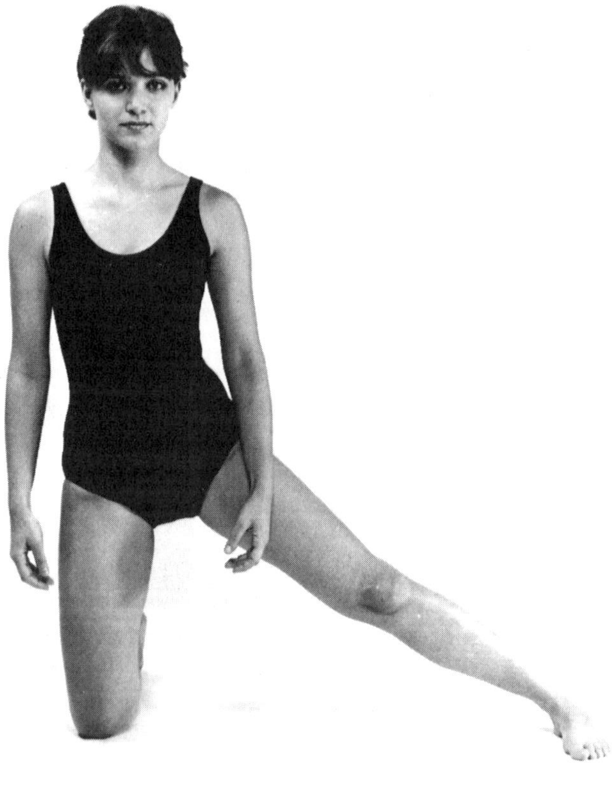

wird. Der Körper ist bis zum Kopf aufgerichtet, Blick nach vorn, die Arme hängen locker.

Versuchen Sie nun, sich 5 bis 8-mal — wie in Übung 1 — langsam auf Ihre rechte Ferse zu setzen. Wenn Sie dabei Schwierigkeiten haben, dürfen Sie die Fingerspitzen als Stütze nehmen. Geben Sie nicht auf! Es braucht etwas Zeit und Geduld, die Verhärtungen in den vielen Fußknochenverbindungen elastisch zu machen.
Achten Sie darauf, im Rückgrat nicht hart und steif zu bleiben, sondern von der Rumpfbasis bis zum Kopf weich und locker mitzugehen.

Sie wechseln jetzt den Stand der Beine und strecken das rechte Bein gespreizt zur Seite. Dann wiederholen Sie die vorige Bewegung spiegelbildlich. Ruheposition in der Rückenlage. Einige Schüttelbewegungen zur Lockerung für Knie und Füße helfen Ihnen. Pause.

3. Ausgangsposition wie Übung 2 mit seitwärts gestrecktem rechtem Bein. Aus dieser Position heraus beugen Sie Ihren gestreckten Rumpf nach vorn, ohne in den Fersensitz zu gehen. Gleichzeitig führen Sie Ihren gestreckten linken Arm mit nach unten gekehrter Handfläche in der Verlängerung des Rumpfes so weit wie möglich nach vorn, während der rechte gestreckte Arm mit nach oben gekehrter Handfläche nach hinten gestreckt wird, um das Gleichgewicht zu wahren. Versuchen Sie diese Bewegung etwa 3-mal. Dann wiederholen Sie die gleiche Rumpfbeuge mit dem rechten Arm und dem linken rückwärts. Wie ging es leichter? Versuchen Sie die leichtere Form etwa 5-mal. In der Endposition verbleiben Sie etwa 5 Sekunden. Denken Sie an den Ausdrucks-

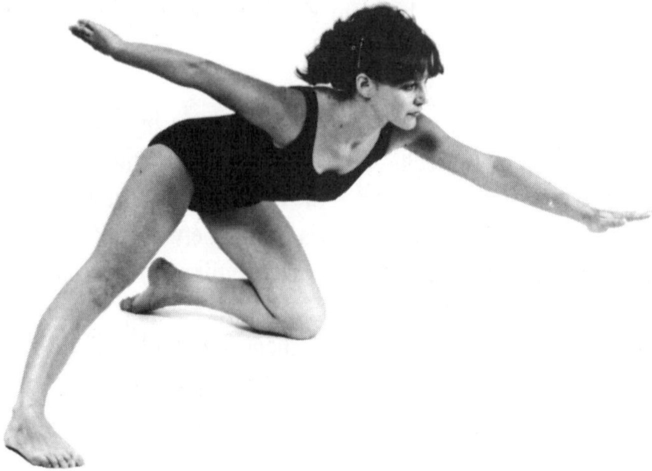

charakter dieser Bewegung: Es ist ein Eindringen in den Raum nach vorn, ein Hinstreben auf etwas oder zu jemandem hin. Ihr Rücken soll durchgestreckt bleiben, die Beugung findet nur in Hüftgelenk und Leiste statt. Ruheposition in der Ruherolle. Pause. **Wechseln Sie den Stand Ihrer Beine und wiederholen Sie die Übung 3 weitere 3-mal.** Danach Ruhen in der Rückenlage. Pause.

4. Ausgangsposition wie zu Anfang der vorigen Übung. Sie entwickeln die Übung 3 jetzt weiter. Statt mit dem vorgestreckten Arm im Leeren zu bleiben, nehmen Sie Kontakt mit dem Boden auf. Beginnen Sie wie bei Übung 3: Die linke Hand nach vorn, aber diesmal mit nach oben gekehrter Handfläche; aus dieser Position nähern Sie sich langsam dem Boden, bis der linke Unterarm aufliegt. Gleichzeitig führen Sie den rückwärtigen rechten Arm im Bogen über Ihren Kopf, der dieser Bewegung folgt. Der Blick ist am Ende nach oben in die rechte Hand gerichtet. Anschließend führen Sie den Bewegungsvorgang wieder rückwärts aus. Der

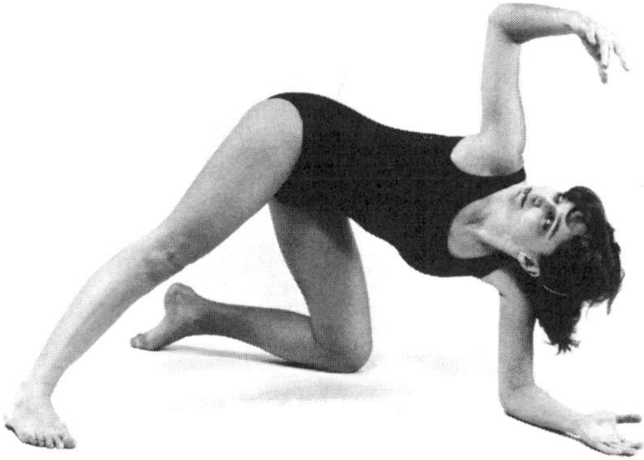

ganze Ablauf der Bewegung zum Boden hin und wieder zurück in die Ausgangsposition soll als gleitende, beherrschte Einheit gestaltet werden. Der Rücken bleibt gestreckt, und der Schultergürtel folgt der Bewegung, so daß die rechte Schulter am Ende nach oben zeigt.
Führen Sie die Bewegung so ausdrucksvoll wie möglich etwa 3-mal durch. Am Ende bleiben Sie mit regem Atem ungefähr 5 Sekunden in der Endposition. **Nach einer Kurzpause wechseln Sie den Stand der Beine und führen die Übung 4 spiegelbildlich 3-mal durch.** Ruheposition in der Seitenlage. Langpause.

5. Ausgangsposition wie in Übung 2. Nach der Vorwärtsbeuge wollen wir uns jetzt mit Seitwärtsbewegungen auseinandersetzen. Das rechte Bein ist seitwärts gestreckt. Heben Sie Ihren rechten Arm seitwärts hoch und führen Sie ihn bogenförmig über Ihren Kopf nach links. Kopf und Rumpf gehen während der Armbewegung organisch mit, bis der linke, locker nach unten hängende Arm allmählich Kontakt mit dem Boden bekommt, und zwar mit den Fingerspitzen beginnend bis zur ganzen Handfläche. Die Blickrichtung bleibt frontal. Machen Sie diese Bewegung etwa 5-mal.

Dann verbleiben Sie 5 Sekunden in der Endposition, während Sie der Dehnung und Atmung auf der rechten Rumpfseite nachspüren. In der Atemstellung schauen Sie auf Ihre Hand am Boden. Vermeiden Sie unnötige Ruckbewegungen des rechten Armes nach links. Sie können bei der Seitwärtsbeuge Wirbel um Wirbel Ihres Rückgrates von oben bis unten lockern; aber geben Sie acht, daß Sie nicht unbemerkt in eine Vorbeuge ausweichen. Kurzpause.

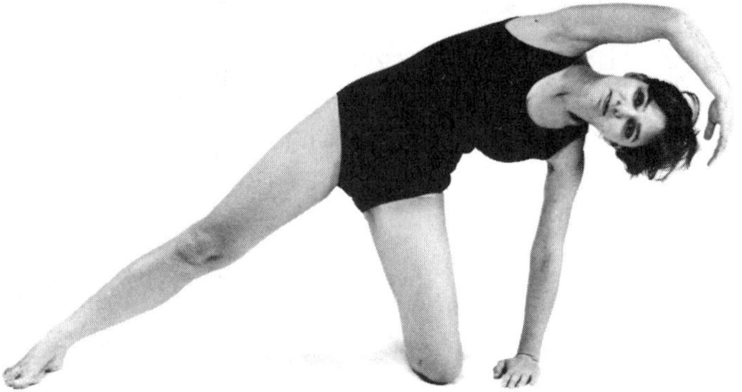

Danach machen Sie, ohne den Stand zu wechseln, 5-mal die gleiche Bewegung zur rechten Seite, nur mit dem Unterschied, daß Ihre rechte Handfläche keinen Bodenkontakt sucht, sondern leicht auf dem rechten Oberschenkel liegt und während der Seitwärtsbeuge auf dem seitwärts gestreckten Bein zum Fuß hin gleitet. Versuchen Sie, solche Bewegungen ohne Kraftaufwand auszuführen. Bleiben Sie auch diesmal in eindeutiger Seitwärtsbeuge. Der Rücken ist gerade und flach. Wie weit gleitet Ihre Hand das Bein hinab? Nach welcher Seite hin ging die Seitwärtsbewegung besser? Seien Sie nicht unzufrieden mit sich, wenn Ihnen die Bewegung nicht vollkommen gelingt. Ruheposition: Ruherolle. Pause.

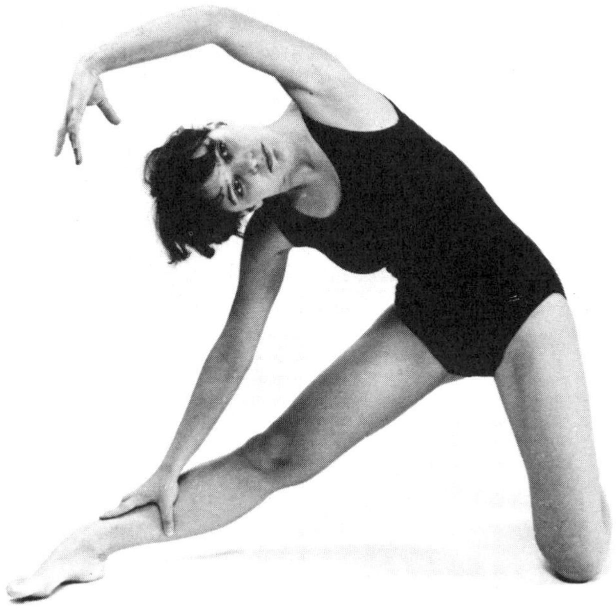

Wechseln Sie den Stand Ihrer Beine und wiederholen Sie dann Übung 5. Achten Sie darauf, nach welcher Seite Ihnen jetzt die Beuge leichter fällt. Ruheposition in der Rückenlage. Langpause.

6. Ausgangsposition wie in Übung 2 (das linke Bein ist seitwärts gestreckt); Sie kombinieren jetzt die Vorwärts- und Seitwärtsbeugung zu einer Schraubenbewegung: Heben Sie Ihren rechten Arm seitwärts im Bogen nach oben, bis er neben Ihrem rechten Ohr die Verlängerungslinie des Rumpfes bildet. Ohne Unterbrechung strebt die Hand nun von dort in vollendeter Kurve zum linken Fuß hinunter und nimmt Kopf und Rumpf mit. Der Oberarm bleibt also während der Abwärtsbewegung immer neben dem rechten Ohr. Der Rumpf wird im Becken gebeugt, Schultergürtel, Nacken

und Kopf folgen der Hand, die diagonal nach links unten strebt. Gleichzeitig bewegt sich Ihr linker gestreckter Arm nach hinten und unterstützt dadurch den harmonischen Bewegungsablauf.

Formen Sie diese Figur von innen heraus, Ihre rechte Hand führt, Kopf, Schultergürtel und Rumpf gehen bereitwillig mit. Die Hand soll zu einer möglichst fußnahen Berührung mit dem linken Bein kommen, und auch das Gesicht soll — ohne Kraftanwendung — mit dem Bein Berührung suchen.

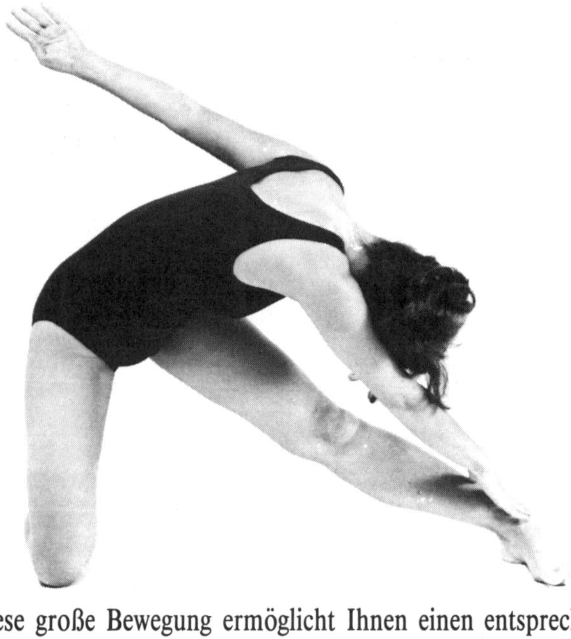

Diese große Bewegung ermöglicht Ihnen einen entsprechend ausgedehnten Einatmungs-Impuls, den Sie wahrnehmen sollten. Geben Sie acht, daß Ihre Hand nicht »davonläuft«, sondern Kopf und Rumpf mitnimmt. Führen Sie diese schöne Schraubenbewegung 3 bis 5-mal durch und kehren Sie jedesmal auf dem gleichen Wege zurück. 5 Sekunden in der Endposition mit frei schwingendem Arm vervollständigen jeden Bewegungsablauf. Kurzpause.

7. Sie behalten die gleiche Beinposition bei und versuchen nun die »Schraube« rückwärts auf die Seite des gebogenen Beines. Heben Sie dazu Ihren linken Arm im großen Bogen nach oben, bis er neben dem linken Ohr die Verlängerung des Rumpfes bildet. Ohne im Bewegungsablauf einzuhalten, drehen Sie Schultergürtel und Brustkorb nach rechts und beugen gleichzeitig den Rumpf nach hinten. Die rechte herabhängende Hand geht zur rechten Fußsohle und stützt sich darauf. Hals und Kopf sind der Drehung und Rückwärtsbeuge gefolgt, so daß Ihr Blick zur rechten Fußsohle geht. Der linke hochgestreckte Arm vervollständigt die Bewegung, indem er in lockerem Bogen über den Kopf hinweggeht, die Fingerspitzen zeigen nach unten.

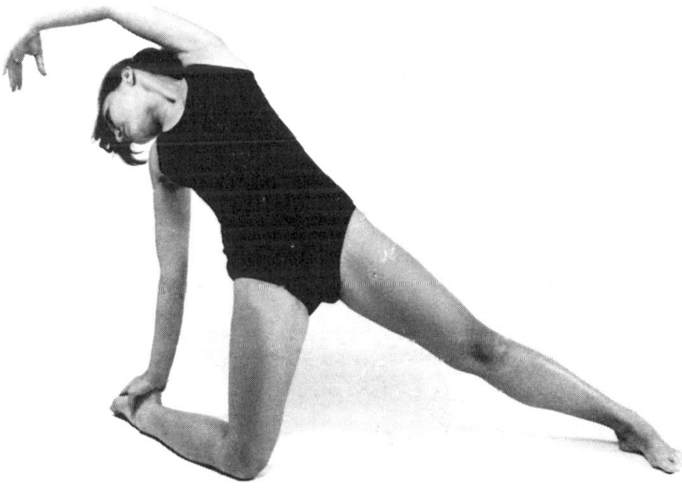

Geben Sie acht, daß Ihr Rücken während der ganzen Bewegung durchgestreckt bleibt, sonst weicht das Becken nach hin-

ten aus. Es soll aber nach vorne gekippt werden, damit ein schöner Konkavbogen vom rechten Knie bis zu den linken Fingerspitzen entsteht.
3 bis 5-mal führen Sie diesen Bewegungsablauf aus und kehren jedesmal auf dem gleichen Weg zurück. Im Spannungsbogen der Endposition sollten Sie mit innerer Ruhe und bei gutem Atem jedesmal etwa 5 Sekunden verbleiben. Ruheposition: Ruherolle. Pause.

Nun wecheln Sie die Beinposition und wiederholen die Übungen 6 und 7 spiegelbildlich. Danach gehen Sie zur Ruheposition in die Rückenlage. Langpause.

8. Ausgangsposition wie in Übung 2. Wir versuchen jetzt die gleiche »Rückwärtsschraube« auf die Seite des gestreckten Beines. Heben Sie Ihren rechten Arm seitwärts im großen

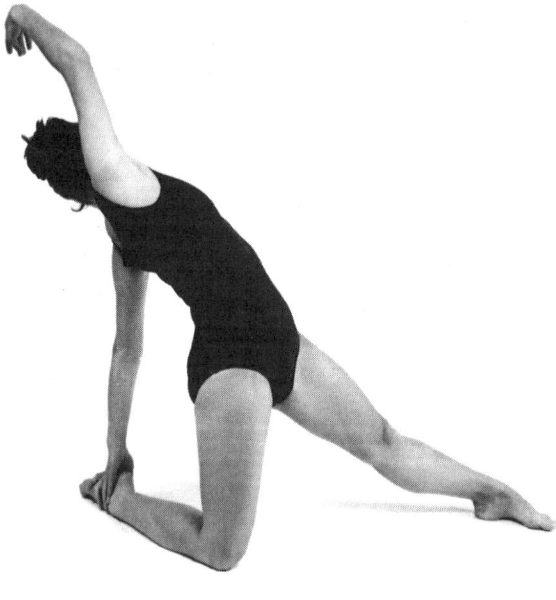

Bogen nach oben, die Hand befindet sich hoch über Ihrem Kopf, sofort folgt die Drehung nach links zur Rückwärtsbeuge, damit die linke, nach unten hängende Hand zur rechten Fußsohle gelangt, um sich darauf zu stützen. Kopf und Schultergürtel folgen dem Bewegungsablauf. Der Rücken bleibt durchgestreckt, damit von den rechten Fingerspitzen bis zum linken Knie ein großer Konkavbogen entsteht.
Führen Sie die Übung 3 bis 5-mal genauso gewissenhaft durch wie die vorige, und versuchen Sie, jeweils 5 Sekunden in der Endposition zu verbleiben. Merken Sie den Unterschied zwischen zwei verschiedenen »Rückwärtsschrauben«?
Nach einer Kurzpause führen Sie die Übungen 7 und 8 kombiniert zu einer fließenden Einheit aus, und das etwa 3-mal. Vielleicht sind Ihnen die letzten Übungen recht schwergefallen, möglicherweise konnten Sie die Bewegungen nur unvollständig ausführen. Haben Sie Geduld mit Ihrem Körper. Inzwischen werden Sie gelernt haben, sich selbst als Persönlichkeit anzunehmen, wie Sie sind, und sich mit dem Maß Ihres augenblicklichen Könnens zu begnügen, ohne entmutigt auf ein scheinbar zu hoch gestecktes Ziel zu schauen. Wählen Sie nun eine Ihnen angenehme Ruheposition. Langpause.

9. Ausgangsposition wie zu Anfang dieser Lektion, also leicht geöffneter Kniestand. Nach all den Bewegungsvariationen versuchen wir jetzt zum Schluß die vollständige Rückwärtsbeuge. Heben Sie Ihren linken Arm im großen Bogen nach vorn und hoch. Gleichzeitig schieben Sie das Becken vor, strecken den Rücken bogenförmig durch und führen die rechte herabhängende Hand als Stütze zur rechten Fußsohle. Den linken Arm neben ihrem linken Ohr bewegen Sie in kleinen, elastisch federnden Schüben nach hinten. Das machen Sie 3 bis 5-mal und verbleiben etwa 5 Sekunden in der Endposition. Achten Sie darauf, den Nacken nicht abzuknicken. Der Rücken soll bei jedem Schub des linken Armes federnd mitgehen. Kurzpause.

Wiederholen Sie die gleiche Übung spiegelbildlich auf der anderen Seite. Ruheposition: Ruherolle. Pause.

10. Ausgangsposition wie Übung 9. Versuchen Sie jetzt, nacheinander beide Hände auf Ihre Fersen — oder besser auf die Fußsohlen — zu stützen. Ihr Becken soll sich dabei weit nach vorn schieben. Die Schultern befinden sich möglichst über Ihren Füßen, so daß die Arme wie zwei tragende Säulen im rechten Winkel zum Boden auf den Fußsohlen ruhen.

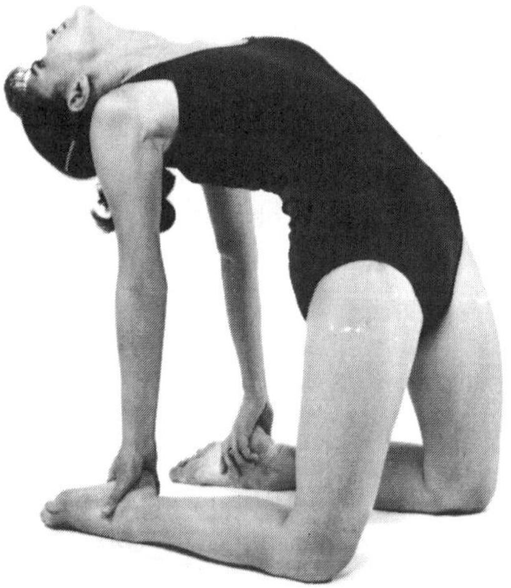

Gelingt Ihnen diese Position, dann verbleiben Sie etwa 5 Sekunden in dieser Stellung. Atmen Sie kräftig durch und konzentrieren Sie die Wahrnehmung auf die Bogenspannung von den Knien bis zum Scheitelpunkt. Kehren Sie dann zum Kniestand zurück und probieren Sie die Rückwärtsbeuge gleich noch einmal ganz gelöst und bewußt. Wenn Sie diese Stellung noch nicht meistern, wenn die Arme nicht senkrecht stehen, das Becken nicht nach vorn gedrückt und der Rücken nicht in schönem Bogen gespannt ist, sollten Sie nicht in dieser Position verweilen.

Begeben Sie sich abschließend in die Rückenlage, ergreifen Sie mit jeder Hand ein Knie, der Kopf ist angehoben, und rollen Sie angenehm und ohne jede Anstrengung etwa 5-mal wie eine Wiege über Ihre Rückenwirbel vor und zurück. Das ist die Ausgleichsbewegung zum vorhergegangenen Konkavbogen des Rückens. Ruheposition am Ende in der Seitenlage, Tiefenentspannung; oder in der Rückenlage mit Körperwahrnehmung.

Achte Lektion

Ausgangsposition: Rückenlage. Sie liegen mit gutem Bodenkontakt auf dem Rücken. Ihr rechtes Bein stellen Sie angewinkelt auf den Boden, das linke liegt gestreckt etwas von der Körperachse abgespreizt. Ihre rechte Hand legen Sie unter den Kopf, der gebeugte Ellbogen bleibt entspannt auf der Seite. Der linke Arm liegt gestreckt und etwas vom Körper abgespreizt am Boden.

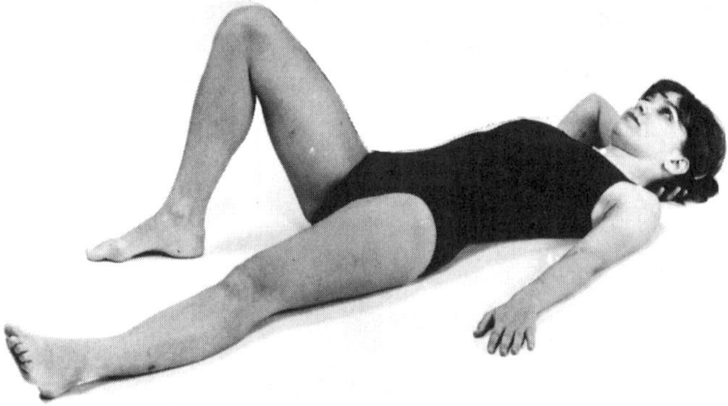

1. Heben Sie Ihr rechtes Knie ungefähr 8-mal auf den Brustkorb, ohne den Kniewinkel angestrengt zu verkleinern und ohne Belastung des Nackens. Achten Sie darauf, wie Ihr Becken, die Bauch- und die Lendenmuskulatur reagieren. Nach jeder Hebung des Knies soll das angewinkelte Bein wieder entspannt auf den Boden gestellt werden. Pause.

2. Heben Sie Ihren rechten Ellbogen 8-mal und führen Sie ihn auf das aufgestellte Bein zu. Kopf, Nacken, Schultergürtel und Brustkorb werden bei der Bewegung passiv mitgenommen, während die Aktivität aus Ihrer Körpermitte kommt. Wenn Sie das Gefühl haben, Ihren Nacken zu überdehnen, machen Sie die Bewegung nicht richtig. Der Ellbogen wird nach jeder Hebung wieder entspannt zur Seite gelegt. Ruheposition in der Rückenlage. Pause.

3. Führen Sie nun die Übungen 1 und 2 etwa 5-mal gleichzeitig aus, so daß Knie und Ellbogen einander entgegenkommen. Es ist nicht nötig, daß sie dabei in Berühung kommen, aber beide sollen gleichmäßig an der Bewegung beteiligt sein. Achten Sie auch darauf, daß Ihr Atem sich dem Rhythmus anpaßt, ohne sich zu stauen. Bleiben Sie dann 5 Sekunden in der Endposition. Wo spüren Sie dabei Ihren Atem, wo liegt das Kraftfeld? Können Sie die Endposition halten, ohne Hand und Fuß übermäßig anzustrengen? Ruheposition in der Rückenlage. Pause mit bewußter Nachatmung.

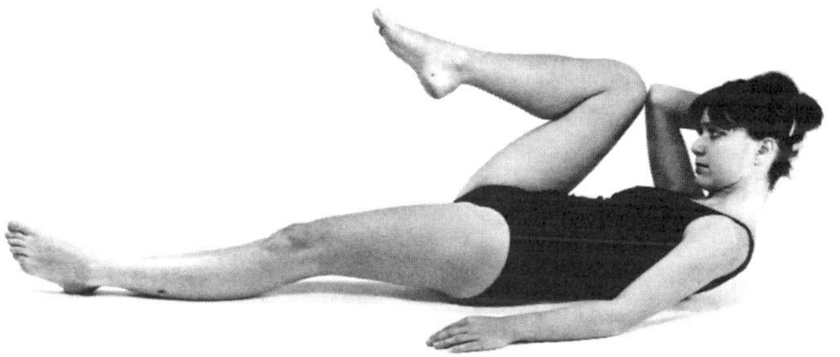

4. Wiederholen Sie die Übung 1 etwa 5-mal, indem Sie jede Bewegung mit einem kräftigen Durchstrecken des rechten Beins nach oben abschließen. Bei der Rückkehr zur Ausgangsposition wird das Knie jedesmal wieder gebeugt, der Fuß wieder auf den Boden gestellt. Das Durchstrecken des Knies kann Schwierigkeiten bereiten. Das zeigt an, daß Ihre Sehnen und Muskeln dort noch verspannt sind. Versuchen Sie es trotzdem. Kurzpause.

5. Wiederholen Sie 5-mal die Übung 2, diesmal beschließen Sie jede Bewegung mit einem kräftigen Durchstrecken des rechten Armes. Die Streckung muß bis in die Fingerspitzen gehen. Hinterher soll aber die Hand jedesmal wieder unter den Kopf gelegt werden, bevor Sie ihn zurück zum Kopf senken. Kurzpause.

6. 5-mal führen Sie jetzt die Übungen 4 und 5 kombiniert und gleichzeitig aus, als ob die Finger- und die Zehenspitzen sich beim Strecken nach oben kurz berühren wollten. Erzwingen Sie es aber nicht. Es genügt auch, wenn die Berührung an einer anderen Stelle des Beins stattfindet. Versuchen Sie, das linke Bein gestreckt am Boden zu halten. **5 Sekunden sollten Sie in der gestreckten Endposition bleiben, während die rechte Hand das hochgestreckte Bein so hoch wie möglich festhält.** Sollte das Ihren Hals zu stark belasten, können Sie Ihren Kopf mit der linken Hand abstützen. Ruheposition in der Rückenlage. Langpause.

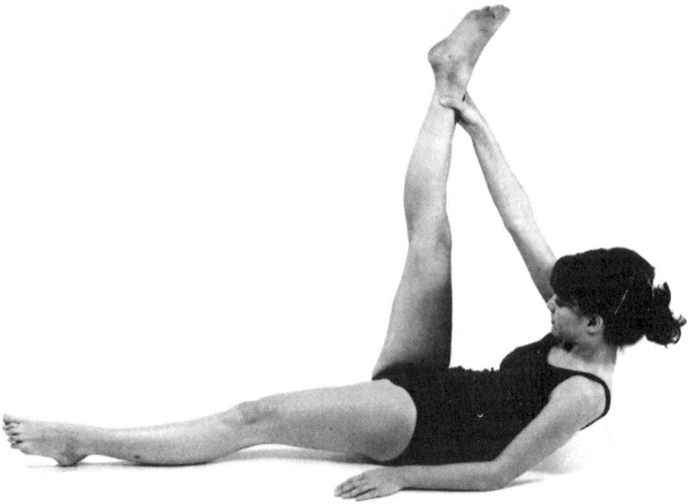

Vergleichen Sie Ihre rechte mit der linken Körperhälfte. Welche Seite liegt länger und entspannter am Boden auf? **Anschließend wiederholen Sie die Übung 1 bis 6 spiegelbildlich.** Pause wie zuvor.

7. Ausgangsposition. Sie legen Ihr angewinkeltes Knie nach rechts außen auf den Boden und ziehen es dann 6 bis 8-mal ohne übermäßigen Kraftaufwand über den Boden gegen den Kopf. Die Bewegung soll gleichmäßig fließend geschehen. Lassen Sie die dazu nötige Beckenbewegung widerstandslos zu. Kurzpause.

8. Jetzt führen Sie den rechten Ellbogen 6 bis 8-mal am Boden entlang auf den rechten Fuß zu. Ihr Kopf bleibt dabei auf der Hand ruhen, so daß Kopf, Nacken und Brustkorb der Bewegung des Ellbogens folgen. Vermeiden Sie eine Drehung des Kopfes in die Bewegungsrichtung, Ihr Blick soll zur Decke gehen. Kurzpause.

9. 3 bis 5-mal führen Sie anschließend die Übungen 7 und 8 kombiniert und gleichzeitig aus. Ihr Knie und Ihr Ellbogen wandern aufeinander zu, bis sie sich vielleicht berühren, aber das ist kein Muß. Arm und Bein sollen sich gleichmäßig bemühen. In der Endposition verbleiben Sie 5 Sekunden mit aufmerksamer Hinwendung auf das Geschehen. Ruheposition in der Rückenlage. Pause.

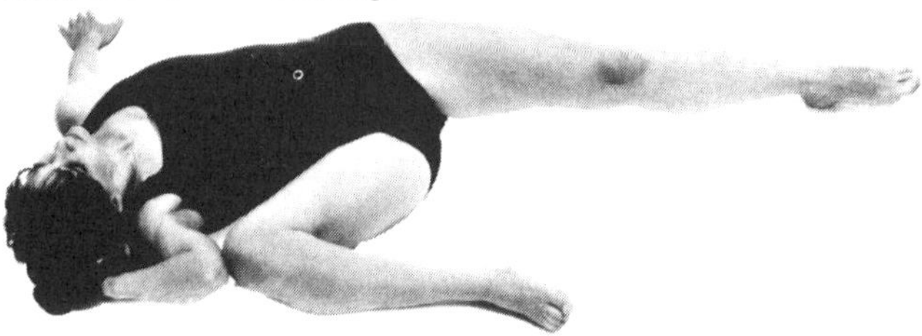

10. Wiederholen Sie Übung 7, indem Sie jede Bewegung mit einem kräftigen Durchstrecken des Beins zur Seite abschließen. Versuchen Sie es 3 bis 5-mal.

11. Nach einer Kurzpause wiederholen Sie 3 bis 5-mal die Übung 8, indem Sie jede Bewegung mit einem kräftigen Durchstrecken Ihres rechten Arms in die Verlängerung der Bewegungsrichtung abschließen.
Kurzpause.

12. Nun führen Sie die Übungen 10 und 11 gleichzeitig aus, als ob Finger und Zehen einander seitwärts am Boden treffen wollten. Machen Sie die Übung wieder 3 bis 5-mal. Hand und Fuß kehren nach jeder Bewegung zu ihrem Ausgangspunkt zurück. Die Übung erfordert große Beweglichkeit und verlangt von Ihnen, das Maß Ihres individuellen Leistungsvermögens zu erkennen.

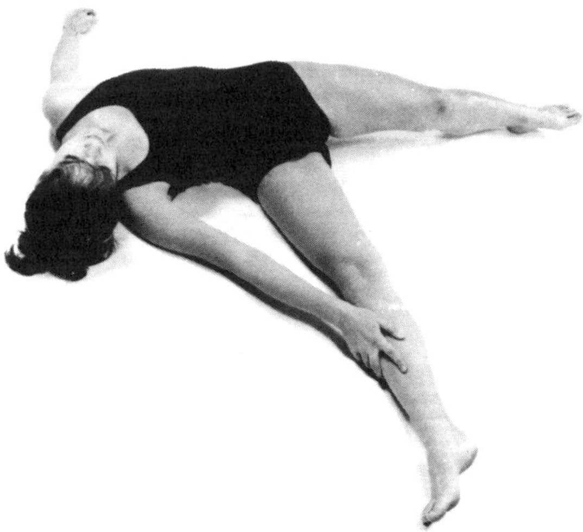

Verbleiben Sie etwa 5 Sekunden in der Endposition, indem Ihre Hand das gestreckte Bein möglichst nahe am Fuß ergreift. Konzentrieren Sie sich auf das Geschehen: Wo spüren Sie am Rumpf die stärkste Bogendehnung und welche Atemreaktion hat sich ergeben? Ruheposition in der Rückenlage. Langpause mit wiederholtem meditativem Vergleichen der Veränderungen in den beiden Körperhälften.

Anschließend wiederholen Sie die Übungen 7 bis 12 spiegelbildlich. Dann Langpause mit Wahrnehmen der Veränderungen.

Neunte Lektion

Ausgangsposition: Orientsitz. Sie sitzen mit weitgegrätschten Beinen in aufrechter Haltung am Boden. Ihr rechtes Bein beugen Sie im Knie; der Unterschenkel zeigt nach hinten. Das linke Bein wird gleichfalls im Knie angewinkelt, so daß Ihr linker Fuß vor Ihnen mehr oder weniger in der Genitallinie am Boden liegt. Die Hände ruhen auf den Knien. Dies ist eine Sitzstellung, wie sie bei östlichen Kulturvölkern ganz spontan von jedermann eingenommen wird. Es ist ein angenehmer und aufrechter Sitz auf breiter Basis. Empfinden Sie das auch so? Wenn nicht, dann ist vielleicht irgend etwas nicht in Ordnung. Prüfen Sie nun aufmerksam die folgenden Punkte:

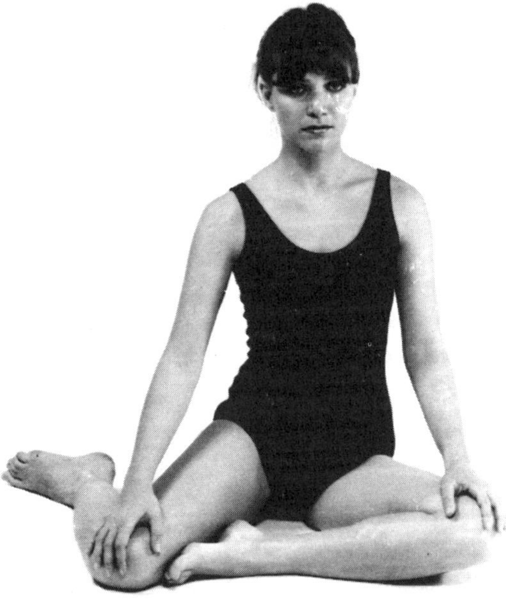

a) Liegen beide Gesäßhälften am Boden? Vielleicht liegen sie nicht gleichstark am Boden auf?

b) Haben Sie Beschwerden in den Knien?
c) Ist der Rumpf von der Basis bis zum Kopf geradlinig aufgerichtet, oder neigt sich ein Teil des Rumpfes zur Seite?
d) Heben Sie Ihre Arme gestreckt nach oben und probieren Sie aus dieser Haltung heraus eine weite Rumpfbeuge nach vorn zwischen die Knie. Können Sie das zweimal machen, ohne sich anzustrengen, oder haben Sie Schwierigkeiten?

Wechseln Sie nun die Beinstellung spiegelbildlich. Sitzen Sie so besser als vorher? Erforschen Sie auch in dieser Position die Fragen a bis d. Ruheposition in der Rückenlage. Knie- und Beinlockerung. Pause.
Versuchen Sie während der folgenden Übungen immer wieder, Rumpf und Kopf aufrecht zu halten, korrigieren Sie jedes Absacken, sobald Sie es bemerken; das kräftigt und verbessert Ihr Haltungsvermögen.

1. Ausgangsposition. Stützen Sie Ihre linke Hand neben dem Rumpf am Boden auf. Drücken Sie mit dieser Hand 10-mal sanft nach unten, so daß Ihr Becken sich nach rechts bewegt und die rechte Gesäßhälfte bewußt zu Boden gedrückt wird. Es entsteht eine rhythmische Schaukelbewegung, ohne daß der Oberkörper dabei aus seiner Mittelhaltung gerät.
Wechseln Sie die Beinposition, stützen Sie die rechte Hand am Boden auf und wiederholen Sie die gleiche Bewegung 10-mal spiegelbildlich nach links.

Es geht hier nicht um große, sondern um die Qualität kleiner Bewegungen, die aber in sonst vernachlässigte Tiefen eindringen und das Oberschenkel-, Becken- und Lendenwirbelgebiet elastischer werden lassen und beleben. Verhärtete Gelenkver-

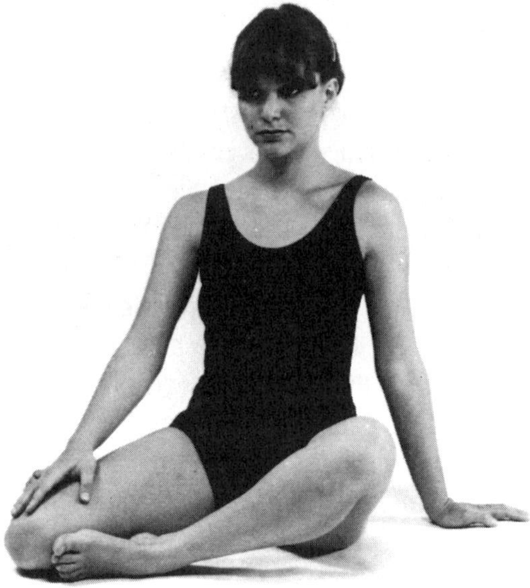

bindungen werden sich bei geduldiger Arbeit lösen. Ruhestellung und Rückenentspannung im Sitz. Pause.

2. Ausgangsposition. Die linke Hand liegt auf dem linken Knie. Ergreifen Sie mit der rechten Hand den rechten Fuß über seinem Spann und bewegen Sie das angewinkelte rechte Bein 10-mal nach hinten. Die linke aufgestützte Hand hilft Ihnen, den Oberkörper aufrecht zu halten, damit er nicht zu sehr nach links ausweicht. Welche Gesäßhälfte wurde durch die Bewegung zu Boden gepreßt?

Wechseln Sie nun die Beinstellung und wiederholen Sie die Bewegung 10-mal spiegelbildlich mit Ihrem linken Bein. Ruheposition in der Rückenlage. Durchschütteln der Beine. Langpause mit Nachatmung.

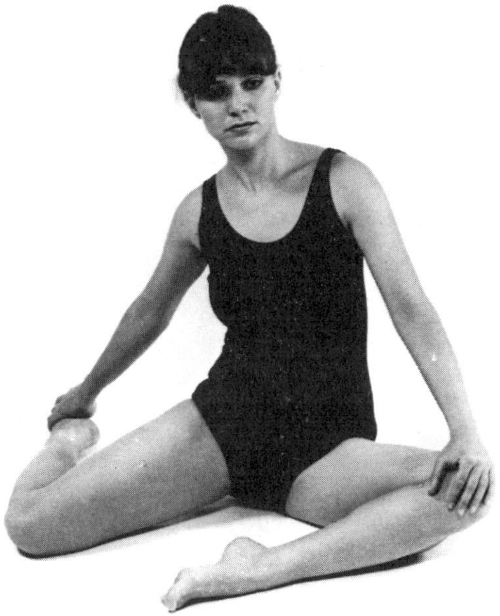

3. Ausgangsposition. Stützen Sie Ihre linke Hand neben dem Rumpf am Boden auf. Mit der rechten Hand greifen Sie unter Ihren linken Fuß und heben ihn etwa 8-mal vom Boden hoch. Das linke Knie bleibt dabei am Boden liegen. Nicht jedem gelingt das auf Anhieb. Arbeiten Sie mit Körpergefühl; leisten Sie der Bewegung keinen Widerstand. Ist die Körperbasis bereit, die Bewegung aufzunehmen, und gerät sie in leichte Schwingung seitwärts? Kurzpause.

Fahren Sie jetzt noch 8-mal mit dem Hochheben des Fußes fort, aber diesmal heben Sie das ganze Bein an, das Knie bleibt also nicht am Boden. Welchen Unterschied spüren Sie gegenüber der vorigen Übung im Becken? Lassen Sie ruhig eine kräftige Aktivierung Ihrer Bauchmuskulatur zu. Merken Sie, wie jedesmal entlang Ihrer Wirbelsäule ein Konvexbogen

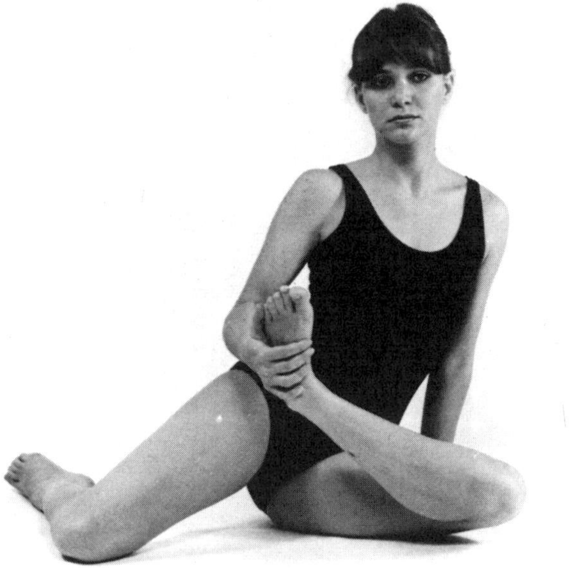

entsteht, wenn Sie das Bein anheben und der Kopf dem Fuß entgegenkommt? Sobald das Bein zu Boden zurückgeführt wird, richten Sie sich wieder auf. Achten Sie auch auf Ihren Atem und blockieren Sie ihn nicht. Machen Sie eine Pause im aufrechten Sitz.

4. Ausgangsposition. Greifen Sie mit der rechten Hand unter das linke Knie und heben Sie es 10-mal aufwärts in die Senkrechte, so daß die linke Fußsohle auf dem Boden zu stehen kommt. Lassen Sie den Körper während der Bewegung nachgiebig bleiben. Nach jeder Einzelbewegung sollten Sie wieder in die ausgewogene, aufrechte Haltung zurückfinden. Ruhestellung in der Rückenlage. Langpause. **Wechseln Sie die Beinposition und wiederholen Sie die Bewegungen 3 und 4 spiegelbildlich.**

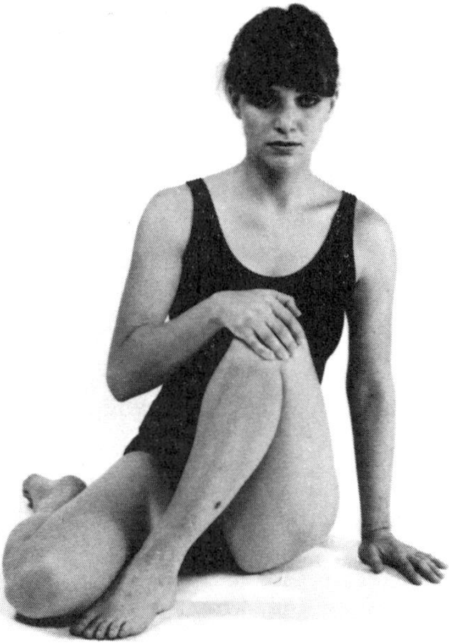

5. Ausgangsposition wie am Anfang. Die linke Hand ruht auf dem linken Knie. Ihre rechte Hand ergreift den rechten

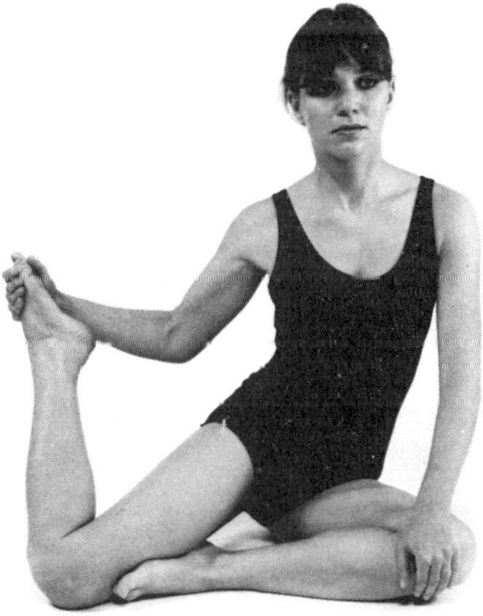

Fuß unter der Spitze und hebt den rechten Unterschenkel 10-mal vom Boden ab; das Knie bleibt dabei am Boden liegen. Können Sie bei dieser Bewegung Kopf und Brustkorb in der Mittelstellung halten, oder weichen Sie nach links oder vorn aus? Kurzpause.

6. Ergreifen Sie nun mit der rechten Hand das rechte Knie und bewegen Sie es 10-mal aufwärts in die Senkrechte, so daß die Fußsohle auf dem Boden zu stehen kommt. In welcher Richtung drehen sich dabei Kopf und Rumpf? Lassen Sie diese Ganzheitsbewegung zu und richten Sie dabei Ihre Wirbelsäule maximal auf. Rückenentspannung im Sitz. Pause.
Wechseln Sie die Beinposition und wiederholen Sie die Übungen 5 und 6 spiegelbildlich. Falls Ihnen die Handstütze auf dem Knie nicht genügt, können Sie die Hand auch auf den Boden stützen. Ruheposition in der Rückenlage.
Langpause.

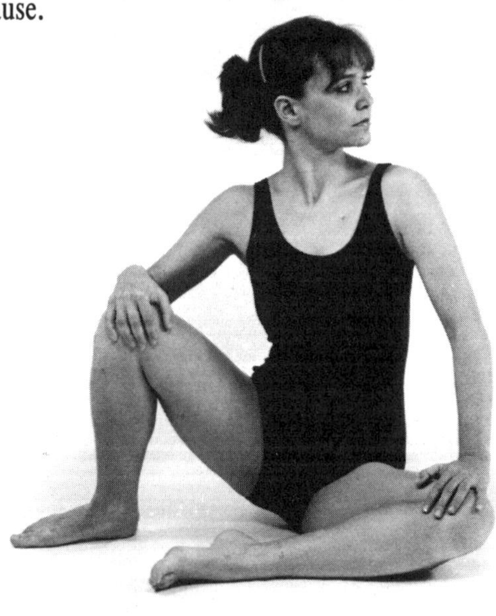

Nachdem Sie sich ausgiebig mit der Verbesserung der Elastizität in Ihrer Körperbasis beschäftigt haben und die Verbindungen von Bein, Becken und Wirbelsäule aktiviert worden sind, können Sie nun einige Rotationsbewegungen der aufgerichteten Wirbelsäule versuchen.

7. Ausgangsposition. Die linke Hand ruht auf dem linken Knie. Der rechte gestreckte Arm hängt etwas vom Körper entfernt nach unten. Drehen Sie Ihren Rumpf 5 bis 6-mal vom Kopf her wie eine Schraube, Wirbel für Wirbel, um seine Achse nach rechts. Am Endpunkt der Drehung angelangt, stützen Sie die Finger Ihrer rechten Hand hinten nahe dem Rücken auf den Boden, um nun die Drehung noch etwas weiter zu führen. Bleiben Sie zum Schluß am gespannten Endpunkt der Drehung mindestens 5 Sekunden mit vitaler

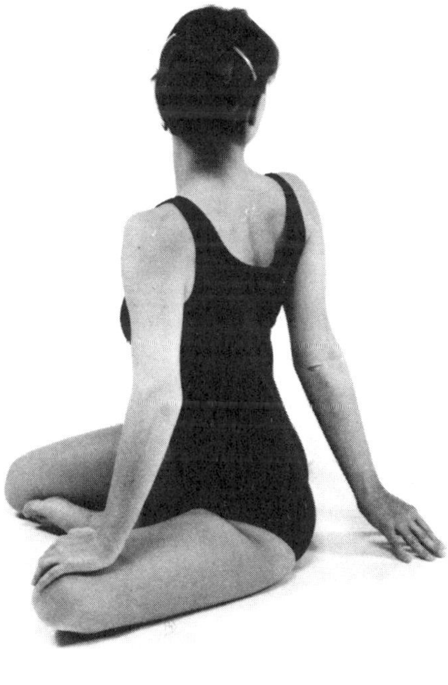

Atmung und der bewußten Vorstellung dieser kraftvoll aufgerichteten Spirale. Kurzpause.
Anschließend machen Sie die gleiche Drehbewegung 5 bis 6-mal nach links, wobei Sie beide frei nach unten gestreckten Arme mitgehen lassen, um sie in der Endposition auf dem linken Knie und hinter Ihrem Rücken abzustützen. Vermeiden Sie den Fehler, den Rumpf aus übermäßigem Eifer bei den Drehungen rückwärts zu beugen oder das Kinn anzuheben: das würde zu Verspannungen führen. Der Rumpf soll von der Basis bis zum Scheitelpunkt maximal aufgerichtet bleiben, damit Sehnen und Muskulatur gedehnt, der Atemraum vergrößert und die von der Wirbelsäule ausgehenden Nervenwurzeln angeregt werden. **Wechseln Sie nun die Beinposition und wiederholen Sie die Bewegung 7 spiegelbildlich.**

8. Ausgangsposition wie zu Anfang. Bei der folgenden Übung können Sie die Kraft und Elastizität der Rumpfbasis gegenüber dem Beginn der Lektion prüfen. Heben Sie Ihre gestreckten Arme nach vorn hoch bis neben die Ohren. Nun beugen Sie sich 3-mal aus der Basis heraus über Ihr linkes Knie zum Boden hin. Dabei soll der Rumpf möglichst gestreckt bleiben. Der Atemrhythmus geschieht im Einklang mit der Beugebewegung. Bleiben Sie 5 Sekunden gestreckt, aber entspannt, in der Endposition. Können Sie in dieser Endposi-

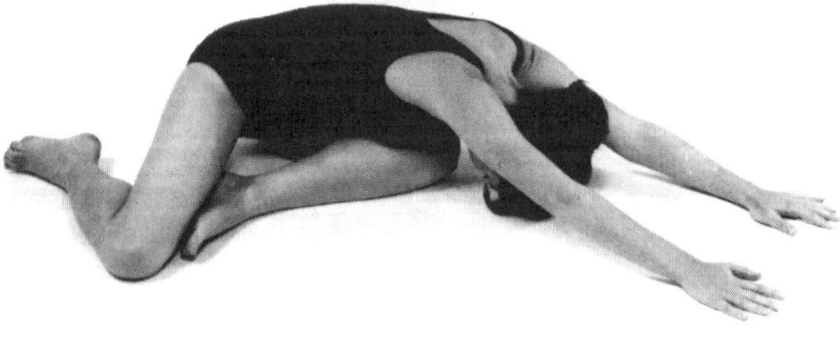

tion Kopf und Nacken locker ruhen lassen? Verfügen Sie während der Beuge und des Aufrichtens über genügend Haltekraft in Ihrem Rumpf?

9. Nach der Atemposition 8 versuchen Sie, wie zu Anfang der Lektion, die gestreckte Rumpfbeuge nach vorn: Sie strecken Rumpf und Arme wieder nach oben und beugen den gestreckten Rumpf mit den Armen 2 bis 3-mal möglichst weit nach vorn zwischen die Knie.
Diese geradlinige Beuge nach vorn macht wegen mangelnder Elastizität vielen Menschen Schwierigkeiten. Lernen Sie also, sich mit den Ihnen gegebenen Möglichkeiten anzunehmen; führen Sie die Beuge nach Ihrem Leistungsvermögen aus und verbleiben Sie ruhig mit gutem Atem mindestens 5 Sekunden in der Endposition. Welchen Unterschied zwischen Anfang und Ende dieser Lektion können Sie feststellen? Können Sie jetzt leichter aufrecht sitzen? Liegen beide Gesäßhälften gleichmäßiger am Boden? Sind auch die Knie beugungsfähiger? Rückenentspannung im Sitz.

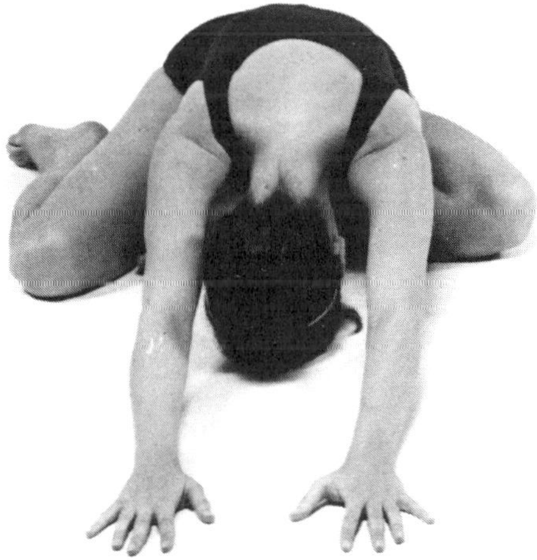

Wechseln Sie die Beinstellung und wiederholen Sie die Bewegungen 8 und 9 spiegelbildlich.
Ruheposition in der Rückenlage. Langpause. Erforschung der verbesserten Atemqualität und des Körper-Boden-Kontaktes.

Zehnte Lektion

Ausgangsposition: Knie-Schrittstand. Sorgen Sie zuvor für eine weiche Unterlage, damit eventuelle Schmerzen vermieden werden können. Wie ist Ihre Haltung? Sind die Schultern weit und locker? Sind Kopf und Rückenlinie aufgerichtet und im Gleichgewicht?

Als Vorbereitung zum Bewegungsthema dieser Lektion empfehle ich Ihnen, Knie und Füße erst einmal zu erwärmen und dehnbar zu machen. Dazu gehen Sie zunächst in den einfachen Kniestand. Beide Knie sind am Boden. Sie setzen sich dann 5-mal langsam auf Ihre Fersen. Wenn die Knie »einge-

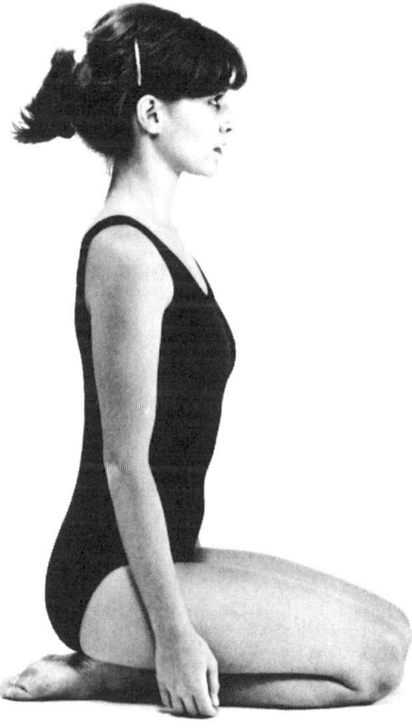

rostet« sind, können Sie dabei Ihre Fingerspitzen auf den Boden stützen. Ändern Sie nun die Stellung der Füße: alle Zehen werden auf den Boden gestellt. Anschließend setzen Sie sich nochmals 5-mal auf die Fersen. Haben Sie Geduld mit sich selbst, wenn die Zehen bei dieser Bewegung schmerzen; Sie haben diese Vorübung bitter nötig. Wiederholen Sie schließlich die ganze Übung noch 6-mal, indem Sie die Zehenstellung jedesmal wechseln. Am Ende wird es leichter und fließender gehen. Zur Ruhestellung gehen Sie in die Ruherolle. Pause.

1. Ausgangsposition: Knie-Schrittstand. Vom Kniestand stellen Sie den rechten Fuß in Schrittentfernung nach vorn, so daß Unter- und Oberschenkel einen rechten Winkel bilden. Rumpf und Kopf sind aufgerichtet, die Schultern weit und locker, die Arme hängen gelöst nach unten. Lassen Sie jetzt Ihr Gesäß 5-mal auf die linke Ferse hinunter, bis Sie ohne Schwierigkeiten auf ihr sitzen können. Der Rücken soll bei dieser Bewegung nicht steif gehalten werden, sondern sich allmählich von unten bis zum Scheitel weich runden. In welcher Richtung bewegen sich Ihre locker herabhängenden Ar-

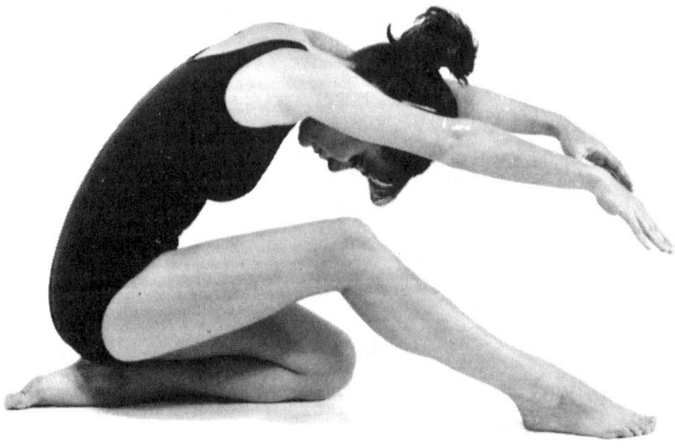

me wie von selbst? Können Sie sich nach jedem Niedersetzen wieder gerade aufrichten und zu Ihrer Mitte finden?

Wechseln Sie jetzt die Beinstellung, und wiederholen Sie das Niedersitzen noch 6-mal auf der rechten Ferse. Danach gehen Sie zur Ruheposition in die Rückenlage. Einige Lockerungsbewegungen für Knie und Füße tun gut. Pause.

2. Ausgangsposition. Bewegen Sie jetzt Gesäß und Rumpf in die Gegenrichtung, nämlich vorwärts zu Ihrer rechten Ferse hin. Die rechte Fußsohle bleibt dabei möglichst am Boden. Der Rumpf soll diesmal aufrecht bleiben und keine Ausweichbewegung nach vorne machen. Was spüren Sie bei dieser Bewegung längs der Rückenlinie, und wohin strebten Ihre Arme?

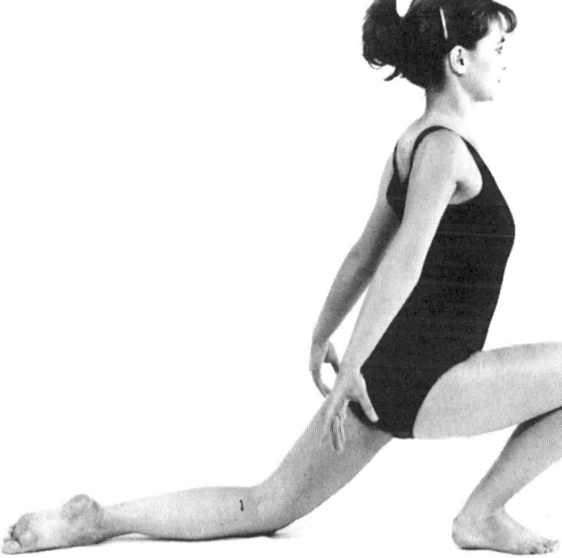

Wechseln Sie die Beinstellung und wiederholen Sie die Bewegung noch 5-mal zur linken Ferse hin. Ruhestellung in der Ruherolle. Pause.

3. Ausgangsposition wie Übung 1. Spielen Sie die Bewegungen 1 und 2 etwa 3 bis 5-mal kombiniert als gleichmäßig fließenden Bewegungsablauf durch. Machen Sie sich dabei die Gegensätze beider Bewegungspole bewußt. **5 Sekunden verbleiben Sie in der hinteren Endposition, um den Ausdruckscharakter dieser Stellung mit Ihrer Atmung innerlich zu erleben, dann gehen Sie in die vordere Endposition und verbleiben auch darin 5 Sekunden.**
Ausdruckscharakter und Atmung dieser Position sind ganz anders. In welcher Stellung spüren Sie betonte Lendenatmung und in welcher deutliche Brustatmung?

Wechseln Sie anschließend die Beinstellung und wiederholen Sie die Übung. Ruheposition in der Rückenlage. Langpause.

4. Ausgangsposition wie vorher. Heben Sie Ihre Arme gestreckt nach oben neben die Ohren. Dann gehen Sie 3 bis 5-mal in die Rumpfbeuge nach vorn, bis beide Hände flach auf dem Boden liegen können. Der Rücken wird langge-

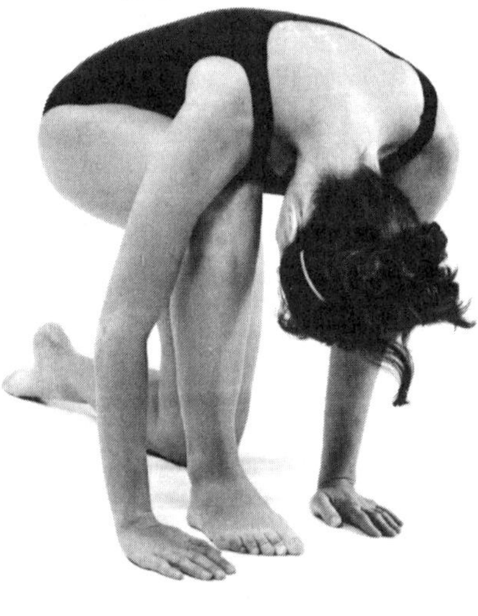

streckt gelassen, die Bewegung geschieht aus der Rumpfbasis heraus. Machen Sie sich bewußt, wann der Atem ein- und wann er ausströmt. Die Hände liegen am Ende mehr oder weniger zu beiden Seiten Ihres rechten Fußes. Verbleiben Sie 5 Sekunden in der Endposition und spüren Sie Ihrem Atem nach. Ist Ihr Nacken locker?

Wechseln Sie die Beinstellung und wiederholen Sie die Übung.
Ruheposition im Fersensitz. Pause.

5. Ausgangsposition: Endposition der vorigen Übung. Gleiten Sie 3-mal mit Ihrem linken Fußrücken nach hinten, bis das linke Bein soweit wie möglich gestreckt ist. Bleiben Sie dann in der Endposition und bewegen Sie Ihr Becken 5 bis 8-mal federnd zum Boden hin. Der Kopf ist dabei aufgerichtet, der ganze Rücken geht federnd mit der Beckenbewegung mit, während das linke durchgestreckte Bein sich ganz auf

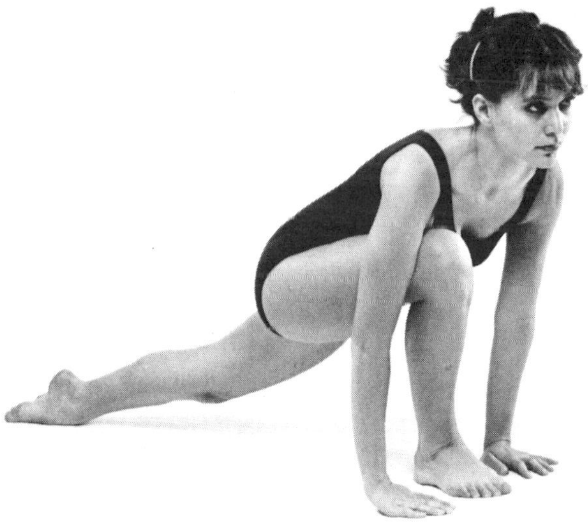

den Fußrücken und die Zehen stützt. Wenn die Zehen schmerzen, nehmen Sie diesen Schmerz an, denn gerade die Elastizität der Zehen und des Rückens sind das Hauptziel dieser Übung.

Wechseln Sie anschließend die Beinstellung und wiederholen Sie das Ganze. Ruheposition im Fersensitz. Pause.

6. Ausgangsposition wie Übung 1. Heben Sie Ihre Arme seitwärts in die Höhe und beugen Sie dabei die Ellbogen, bis Arme und Hände ungefähr 10 cm über Ihrem Kopf einen anmutigen Bogen bilden, ohne daß sich die Fingerspitzen berühren. Achten Sie darauf, daß die Ellbogen nach hinten

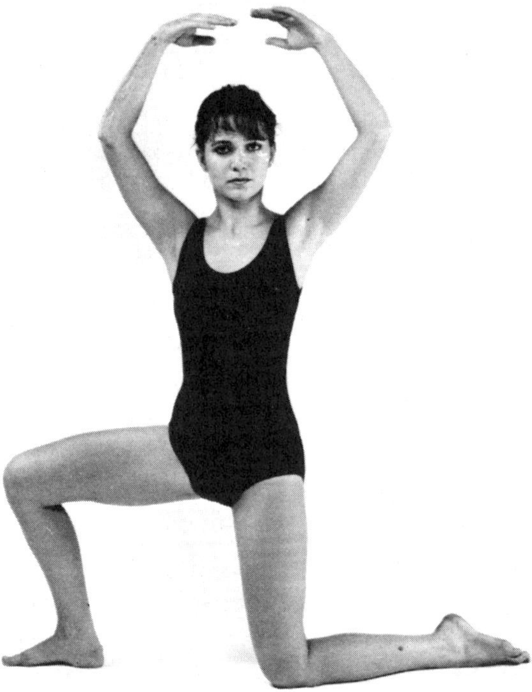

stehen. Jetzt drehen Sie etwa 5-mal die Arme, den Kopf und den Brustkorb als aufrechte Einheit nach links. Anschließend machen Sie eine Kurzpause mit locker hängenden Armen, dann machen Sie aus der gleichen Stellung die gleiche Drehbewegung 5-mal nach rechts.
Nach welcher Seite fällt Ihnen die Drehung leichter? Achten Sie auch darauf, daß weder Ihr Blick noch die Ellbogen bei der Drehbewegung voreilig sind und etwa Kopf und Oberkörper vorauseilen wollen. Ihr rechter Fuß soll fest auf dem Boden stehen bleiben. Können Sie das rechte Knie an seinem Ort halten? Bleibt die Atmung ungestört? Ruheposition in der Ruherolle. Pause.

7. Ausgangsposition wie in der vorigen Übung. Führen Sie die Übung 6 abwechselnd nach rechts und links als gleichmäßig fließende, rhythmische Bewegung 3 bis 5-mal aus und verbleiben Sie schließlich 5 Sekunden in der einen und 5 Sekunden in der anderen Endposition der Drehung, um Atmung und Ausdruck bewußt zu kontrollieren.
Ruheposition im Fersensitz. Pause.

Wechseln Sie Ihre Beinstellung und wiederholen Sie die Übungen 6 und 7. Schließlich gehen Sie zur Ruhestellung in die Rückenlage. Langpause.

8. Ausgangsposition wie in Übung 6. Sie wiederholen nun die vorige Rumpfdrehung, versuchen aber, über die Drehung hinaus eine Stufe weiter zu gehen: Am Ende der Drehbewegung beugen Sie, ohne den Bewegungsablauf zu unterbrechen, den Rumpf von der Basis aus zu Boden. Führen Sie das 3 bis 5-mal in der einen Richtung durch, dann eben-

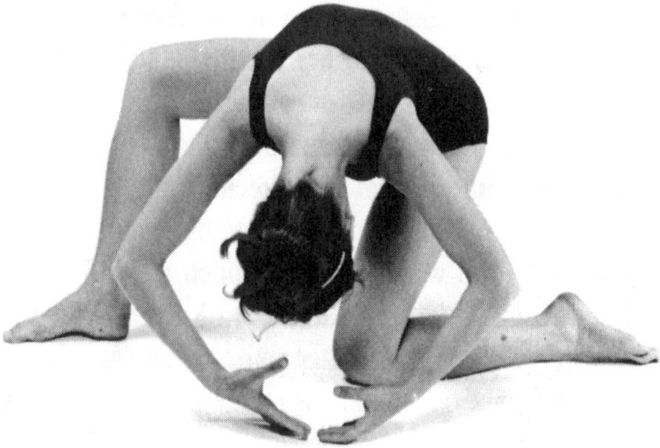

so oft in der anderen. Auf welcher Seite fällt die Bewegung schwerer? Die Hände schweben dabei immer wie eine Krone über dem Kopf und machen die Beuge natürlich mit: dabei berühren die Finger leicht den Boden. Vergessen Sie nicht, daß auch der Kopf mit hinabgebeugt wird. Geben Sie acht, daß Sie bei dieser nicht ganz leichten Übung den Atem nicht blockieren.

Wechseln Sie anschließend die Beinstellung und wiederholen Sie das Ganze. Zur Ruhestellung gehen Sie in die Ruherolle oder den Fersensitz. Pause.
Wenn Sie Lust und Kraft haben, können Sie die Übungen 7 und 8 in fließendem, gleichmäßigem Rhythmus kombinieren.

9. Ausgangsposition wie Übung 1. Heben Sie Ihre Arme nach vorn hoch und so weit wie möglich hinter die Ohren, so daß die Rückenlinie einen Konkavbogen bildet. Führen Sie die Arme ohne Bewegungsunterbrechung wieder nach vorn und bis hinunter zum Boden, wobei die Rückenlinie zum Konvexbogen wird. Gleichzeitig lassen Sie Ihr Gesäß

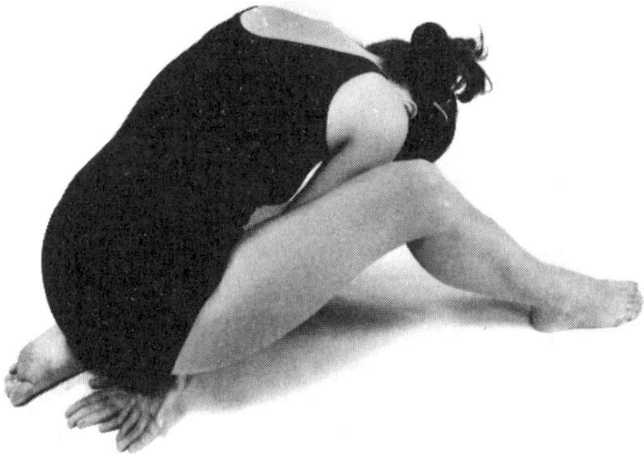

auf die linke Ferse herab, während die Hände mit dem Handrücken nach unten am Boden zwischen den Beinen hindurch unter das Gesäß gleiten. Kopf und Nacken werden in diesen Bewegungsablauf einbezogen. Versuchen Sie diese Übung erst 2-mal, beim dritten Mal schließlich verharren Sie mindestens 5 Sekunden eingerollt in der Endposition und konzentrieren sich auf Ihren Atem. Wie geschah die Ein- und Ausatmung während dieser großen Bogenbewegung? Ruheposition in der Rückenlage. Langpause.

Wechseln Sie anschließend die Beinstellung und wiederholen Sie den gesamten Ablauf. Bewußte Wahrnehmung Ihrer Innenbewegung und der Atmung.

Elfte Lektion

Ausgangsposition: Stütz-Seitenlage rechts. Das rechte angewinkelte Bein und die rechte Hüftpartie ruhen mit gutem Bodenkontakt auf der Unterlage. Ihr Oberkörper stützt sich auf den rechten Ellbogen und den Unterarm, der mit flacher Hand und gespreizten Fingern frontal gerichtet am Boden liegt. Sorgen Sie für eine ausreichende Unterlage für den rechten Unterarm. Das linke Bein ist angewinkelt und mit senkrechtem Unterschenkel aufgestellt. Der linke Fuß steht auf der gedachten Linie zwischen rechtem Fuß und rechter Gesäßseite. Die linke Hand stützt sich auf Ihr linkes Knie, so daß die Vorderseite des Rumpfes und das Gesicht frontal gerichtet sind.

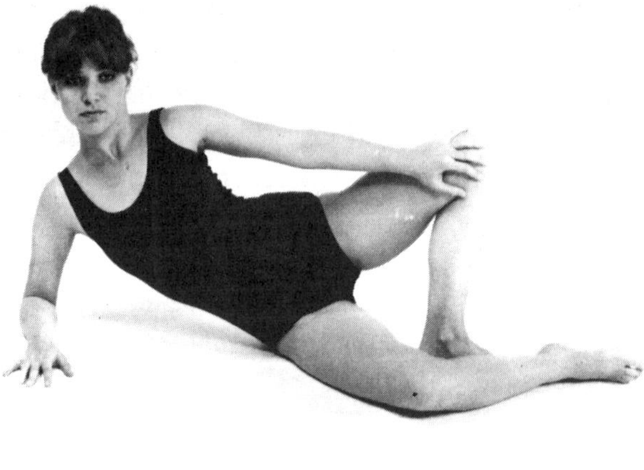

1. Versuchen Sie zunächst, diese Körperposition zu halten und wenn nötig zu korrigieren. Ist Ihr Rücken in seiner ganzen Länge selbsttragend oder sackt er irgendwie durch, krümmt er sich oder weicht er aus der kraftvollen Lateralposition nach hinten aus? Stellen Sie Ihr linkes Knie so ruhig, daß es dem Gegendruck der linken Hand Widerstand leisten

kann. Dadurch werden kleine Streckbewegungen im Rücken möglich, die den Brustkorb aufrichten.
Ruheposition in der Rückenlage. Pause.
Danach versuchen Sie die Stütz-Seitenlage mit ihren Korrekturen spiegelbildlich links.

2. Ausgangsposition rechts. Ergreifen Sie mit der linken Hand Ihre linke Fußsohle von der Innenseite des Fußes her und strecken Sie das linke Bein 5 bis 8-mal vom Körper fort nach oben, ohne nach hinten oder vorne auszuweichen. Während der Streckbewegung wenden Sie Kopf und Blick Ihrem linken Fuß zu; bei der Rückführung des Beins in die Beuge, wendet der Kopf sich wieder nach vorn. Kurzpause.

3. Ausgangsposition rechts. Wiederholen Sie die Übung 2 noch 5-mal und strecken Sie diesmal gleichzeitig auch Ihr rechtes Bein in der Verlängerungslinie Ihres Rumpfes so kräftig durch, daß sich das Bein während der Streckung bis

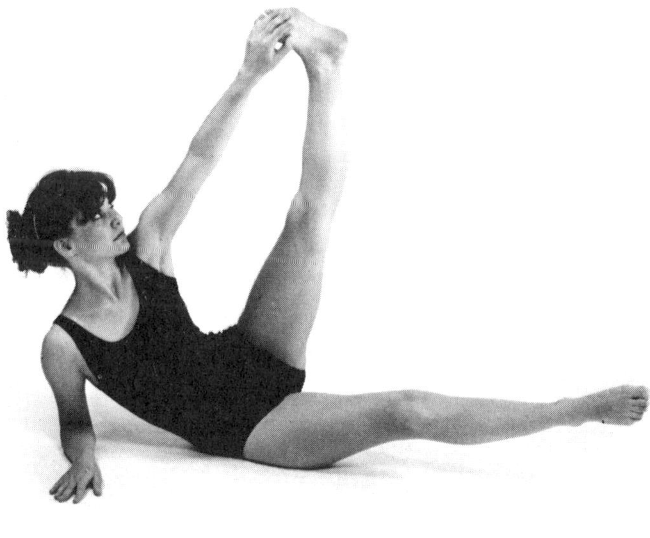

zu einem Winkel von ca. 30 ° vom Boden abhebt. Verbleiben Sie in dieser kraftvollen Endposition 3 bis 5 Sekunden. Nach einer Kurzpause wiederholen Sie die Übung aus der Stütz-Seitenlage links heraus spiegelbildlich links. Ruheposition in der Rückenlage. Langpause.

4. Ausgangsposition rechts. Heben Sie Ihr linkes angewinkeltes Bein vom Boden ab. Gleichzeitig führen Sie die linke Hand an der Außenseite des Unterschenkels entlang zum Fußspann und ergreifen die Fußsohle. Bewegen Sie nun mit vereinten Kräften von Hand und Fuß das linke angewinkelte Bein etwa 5-mal nach hinten. Fuß und Knie sollten möglichst hoch gehalten werden, und der Kopf wendet sich wieder in die Bewegungsrichtung. Achten Sie darauf, daß Sie während der Bewegung den linken Ellbogen nicht anwinkeln, daß der Kopf aufrecht bleibt und am Ende des Bewegungsablaufs wieder frontal gerichtet ist. Nehmen Sie die Wirkung der Bewegung in Rücken und Brustkorb aufmerksam wahr. Kurzpause ohne Lageveränderung.

5. Anschließend wiederholen Sie die vorige Übung noch 3 bis 5-mal mit gleichzeitigem Strecken und Anheben des rechten Beins, wie in Übung 3. Im ausdrucksvollen Span-

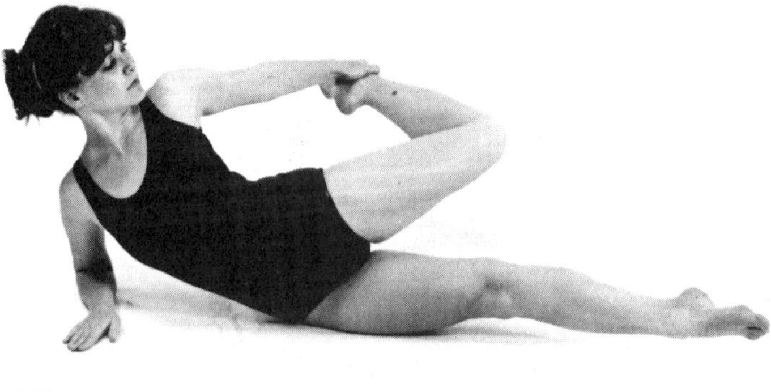

nungsbogen der Endposition verbleiben Sie 3 bis 5 Sekunden mit frei strömender Atmung. Kurzpause.
Anschließend wiederholen Sie die Übungen 4 und 5 aus der Stütz-Seitenlage links heraus spiegelbildlich links. Ruheposition in der Rückenlage. Langpause.

6. Ausgangsposition rechts. Ergreifen Sie mit der linken Hand Ihre rechte Fußsohle und bewegen Sie dann mit Hilfe der Hand 5-mal den Fuß und das Gesicht zueinander. Nach jeder Bewegung kehren Sie vollständig in die aufgerichtete Stellung der Ausgangsposition zurück. Die linke Hand soll die Bewegung des Fußes aktiv führen, Fuß und Gesicht kommen einander in gleichem Maß entgegen. Vermeiden Sie aber Gewaltanwendung und nehmen Sie die Kraft und Energie in Ihrer Leibesmitte in der Bewegung wahr. Wann geschieht das Einatmen, wann das Ausatmen? Kurzpause.

7. Sie wiederholen die gleiche Übung anschließend noch 5-mal, strecken aber dabei gleichzeitig Ihr linkes Bein zur

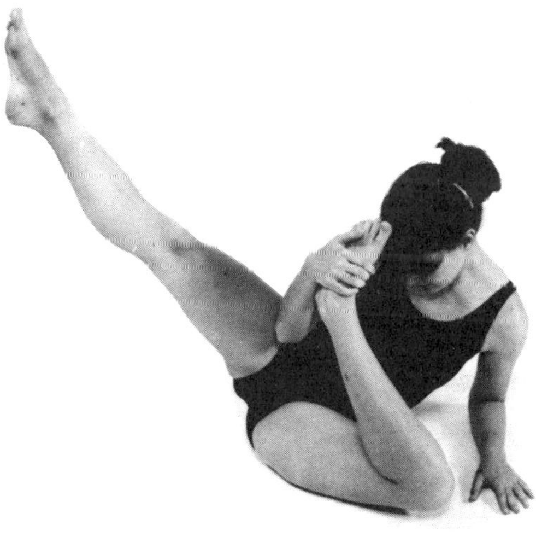

Decke. Am Ende verweilen Sie 3 bis 5 Sekunden in der Endposition, ohne den Atem zu stauen. Auch wenn der vordere Teil der Gürtellinie verschlossen ist, findet der Atem seinen Weg in der seitlichen und rückwärtigen Gürtellinie. Können Sie ihn dort spüren? Ruheposition in der Rückenlage. Pause. **Wiederholen Sie nun die Übungen 6 und 7 aus der Seitenstützlage spiegelbildlich links.** Langpause.

8. Ausgangsposition rechts. Sie stellen jetzt Ihren linken Fuß vor das am Boden liegende rechte Knie. Dann ergreifen Sie den Fuß mit der linken Hand über dem Spann und ziehen ihn ungefähr 8 bis 10-mal geduldig in Richtung auf Ihre rechte, am Boden abgestützte Hand zu. Das Ziel ist natürlich, sie zu erreichen. **Nach einer Kurzpause wiederholen Sie die Übung aus der Seitenstützlage links heraus spiegelbildlich links.** Pause.

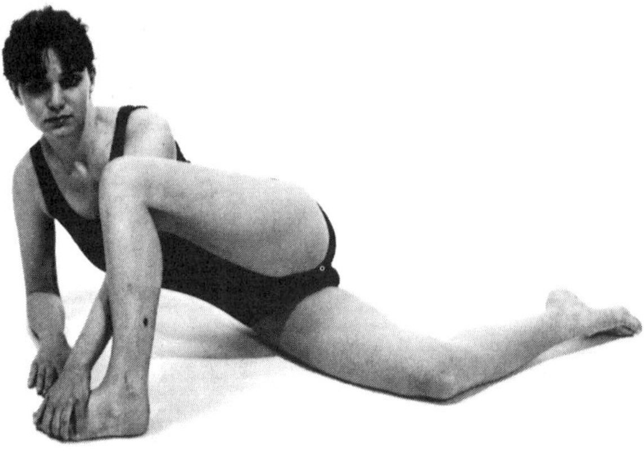

9. Nur für Geübte! Ausgangsposition: Endposition 8. Hand und Fuß bleiben fest verbunden. Ihren linken Fuß strecken Sie in der Verlängerungslinie der rechten Hand am Boden seitlich von sich. Der Rumpf hebt sich dabei vom Boden ab,

bis er über Ihr am Boden stehendes rechtes Knie gelangt und die Stirn auf Ihrer rechten Hand liegt. Wenn Ihnen diese Übung und die Endposition 3-mal ohne Anstrengung gelungen ist, versuchen Sie, etwa 5 Sekunden in der Endposition zu verbleiben. Die Streckung von Arm und Bein soll während der Position nicht verringert werden. Achten Sie auch darauf, daß der Druck auf Ihre Stützflächen am Boden ganz gleichmäßig verteilt ist. Wenn Sie es richtig machen, können Sie bei freiem Atem innerlich entspannt bleiben. **Versuchen Sie nach einer Pause die gleiche Übung aus der Seitenstützlage links heraus spiegelbildlich.** Ruheposition in der Rückenlage. Langpause.

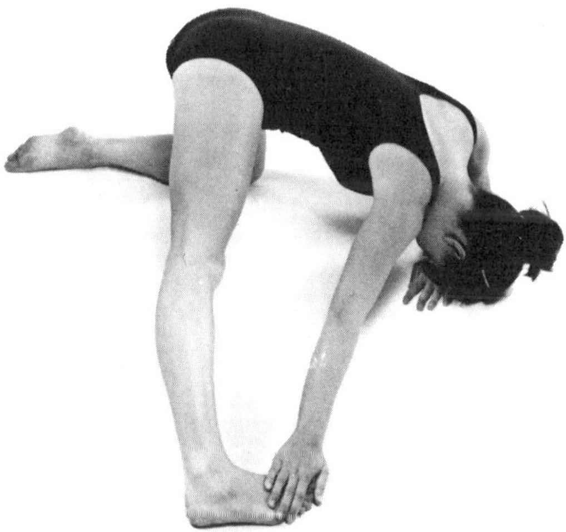

Zwölfte Lektion

Ausgangsposition: Rückenlage. Der ganze Rumpf hat guten Bodenkontakt. Die Arme sind im Winkel von ca. 45 ° zum Rumpf locker seitwärts gestreckt, die Handflächen liegen am Boden. Stellen Sie Ihr rechtes Bein angewinkelt auf den Boden, das linke lassen Sie in Spreizlage gestreckt.

1. Heben Sie etwa 10-mal die rechte Gesäßhälfte mit der rechten Seite des Beckens zusammen, bis dieses in eine leichte Seitschaukelbewegung gerät und Sie die Bewegungswellen den Rücken entlang bis nach oben spüren. Die rechte

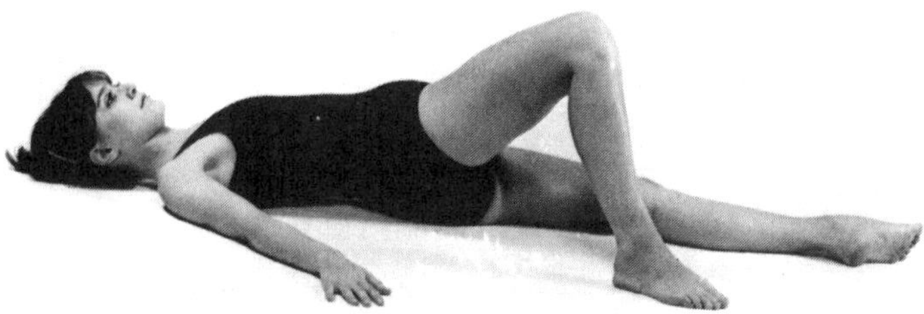

Fußsohle bleibt dabei am Boden und auch das rechte Knie ist ruhig gestellt, damit es nicht nach links ausweicht. Bleiben Sie locker bis in den Nacken und achten Sie darauf, ob nicht sogar Ihr Kopf durch diese Beckenschaukel in Bewegung kommt. Kurzpause.

2. Ausgangsposition. Jetzt stellen Sie auch Ihr linkes Bein auf und legen es dann angewinkelt nach links außen zu Boden. Schließlich schieben Sie noch den linken Fuß und Unterschenkel durch den »Giebel« des rechten aufgestellten Beins in eine angenehme Mittellage. Wiederholen Sie in dieser Lage die Übung 1 etwa 8-mal. Spüren Sie, wie das linke

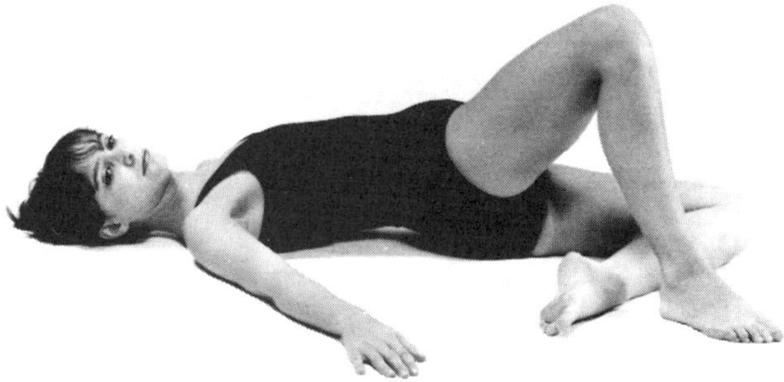

Bein zu Boden gedrückt wird und damit die Bewegung unterstützt? Ruheposition in der Rückenlage. Pause.

3. Ausgangsposition Übung 2. Schieben Sie Ihr linkes angewinkeltes Bein etwa 8-mal in kleinen Schüben weiter unter den »Giebel« nach rechts. Kurzpause.

4. Ausgangsposition wie vorher. Legen Sie Ihre rechte Hand unter den Kopf; den Ellbogen lassen Sie angewinkelt seitwärts am Boden. Ziehen Sie nun aus dieser Lage Ihren Kopf mittels der rechten Hand 10-mal am Boden nach rechts, bis Sie den Dehnzug von oben bis unten an Ihrer linken Körperseite spüren. Die Bewegung soll ohne jeglichen Widerstand geschehen, der Kopf liegt ruhig auf der Hand, dreht sich nicht zur Seite und hebt sich nicht angestrengt von der Hand hoch. Kurzpause.

5. Führen Sie die Übungen 3 und 4 achtmal gleichzeitig aus und bleiben Sie 5 Sekunden mit großer Aufmerksamkeit auf das Atemgeschehen und den Spannungsbogen in der Endposition. Dann entspannen Sie den Bogen allmählich. Ruheposition in der Rückenlage. Langpause.

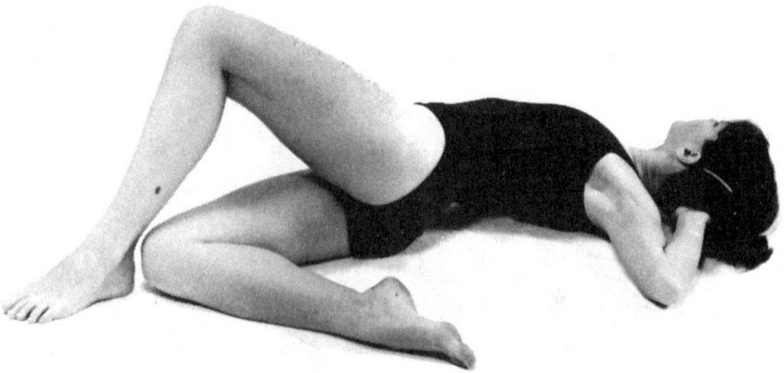

Erforschen Sie, was sich an Ihrer linken Körperseite gegenüber der rechten verändert hat. **Anschließend wiederholen Sie die Übungen 1 bis 5 spiegelbildlich auf der anderen Seite.**

6. Ausgangsposition: Endposition der Übung 5. Nehmen Sie Ihre linke Hand unter Ihrem Kopf weg und versuchen Sie, mit ihr den rechten Fußspann zu ergreifen. Fuß und Hand kommen einander am Boden entgegen. Dann ziehen Sie mit gleichmäßig verteilter Kraft etwa 6 bis 8-mal das rechte Bein weiter kopfwärts. Denken Sie daran, daß Ihr Becken der Be-

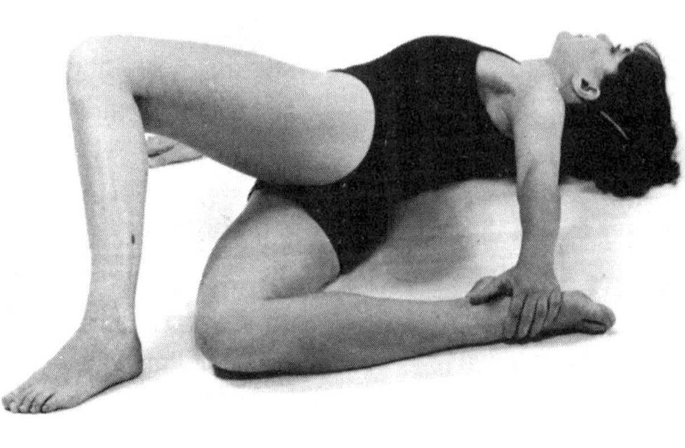

wegung folgen darf. Der linke Arm bleibt durchgestreckt, damit Fuß und Hand sich wirklich gemeinsam am Boden vom Rumpf entfernen. 5 Sekunden verbleiben Sie im maximal gedehnten Spannungsbogen der Endposition und nehmen die rege Atem- und Energieströmung wahr. Ruheposition in der Rückenlage. Pause.

7. Ausgangsposition: Endposition der Übung 6. Heben Sie zusätzlich Ihr linkes angewinkeltes Bein vom Boden ab und stellen es neben das rechte Knie, so daß es mit der ganzen Fußsohle auf dem Boden steht. Anschließend versuchen Sie etwa 5-mal, Ihr linkes angewinkeltes Knie nach rechts zum Boden hin umzulegen. Merken Sie, wie die Bewegung aus dem Becken kommt? Die linke Hand läßt den rechten Fuß nicht los.

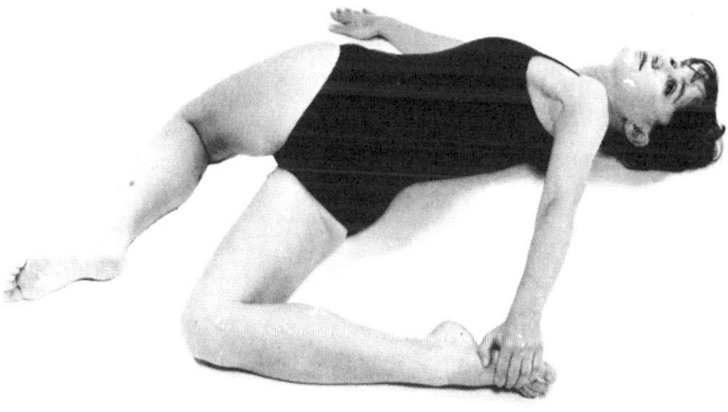

Legen Sie nun noch die rechte freiliegende Hand unter Ihren Kopf und bewegen Sie schließlich etwa 6-mal Ihr linkes Knie und den Kopf zueinander. Nach jeder Bewegung sollen Kopf und Fuß wieder zum Boden zurückkehren. Der rechte Fuß und die linke Hand bleiben möglichst die ganze Zeit in Bodenkontakt.

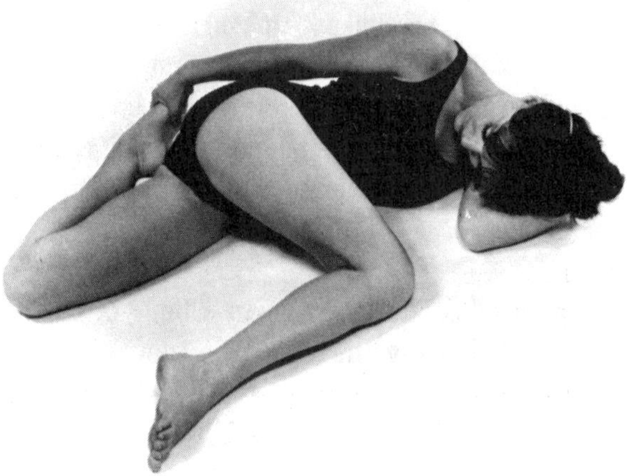

Vielleicht haben Sie Freude an dieser Übung und wollen die Endposition in Ruhe erleben und erforschen. Tun Sie das ruhig; aber Sie sollten sich auch darüber klar sein, wann die Grenze Ihres persönlichen Leistungsvermögens erreicht ist und wann Sie lieber ruhen sollten. Gehen Sie zur Ruheposition in die Rückenlage. Erleben Sie bewußt die Nachatmung und den Bodenkontakt. Können Sie neu erreichte Änderungen im Körpergefühl feststellen? Vergleichen Sie die rechte mit der linken Körperhälfte. Langpause.

Danach wiederholen Sie die Übungen 6 und 7 spiegelbildlich auf der anderen Seite. Ruheposition in der Rückenlage. Meditative Tiefentspannung.

Nachwort

Danke, daß Sie der Darstellung meines Konzeptes mit seiner Vielfalt an Lektionen und Übungen, vielleicht ungewohnten Anregungen und Fragen bis hierher gefolgt sind. Es ist mir ein persönliches Anliegen und mein tiefempfundener Wunsch, daß Ihnen der vitale Kerngedanke dessen, was ich vermitteln möchte, spürbar deutlich wurde — oder wird.

Ein ganzheitlicher Zustand des Gesundseins drückt sich für mich auch in dem fundierten Wohlgefühl des Körpers aus, das völlig unabhängig von der Anzahl Jahre, die wir zu verzeichnen haben, da sein kann und sollte. Wir wissen sehr genau, wenn wir uns körperlich vernachlässigen und »Zivilisationsvergehen« mit uns selbst zulassen und dulden. Wir haben dann das nagende Gefühl, in besserer körperlicher Verfassung sein zu können, als wir es tatsächlich sind. Und somit lasten wir uns beachtliche körperliche Beschränkungen auf, beschleunigen unser »Altern« und belasten unsere Psyche.

Die Faktoren, die unser Wohlsein bestimmen, sind natürlich vielfältiger Natur, aber sie sind miteinander verzahnt, und ohne gebührende Berücksichtigung aller wird kein einzelner das bewirken, was wir Lebensglück nennen. Meine Absicht in diesem Buch ist, Ihnen die Grundzüge einer Methode vorzustellen, die ich entwickelt habe und seit Jahrzehnten erfolgreich vermittle. Doch obwohl sie ausschließlich den körperlichen Bereich anzusprechen scheint, will sie auch der Seele einiges mitteilen. Vordergründig sprechen wir vom menschlichen Körper und seinen subtileren Bereichen, wie auch seinem Potential an Bewegungsmöglichkeiten, Spannkraft und Geschmeidigkeit. Daß dies in Verbindung mit dem immer wieder betonten Atem auch einen gewissen Lebenstil voraussetzt, z.B. bei der Ernährung, ergibt sich von selbst. Darüber hinaus hoffe ich aber, daß das Vertiefen in diese fortgeschrittene Form der Körperbetätigung seelische Signale des inneren Friedens, der echten Freude, des Verständnisses dem Nächsten gegenüber vermittelt. Indem Sie sich durch das intensive Befassen mit sich selbst besser kennenlernen, lernen Sie nicht auch alle anderen Menschen besser kennen?

Der Übungsteil dieses Buches beginnt, laut Inhaltsverzeichnis, mit Lektion 1 und endet mit Lektion 12. Aber das stimmt in Wirklichkeit nicht. Er begann, als sich der Mensch erstmals bewußt bewegte, und er hört niemals auf. Sie haben, durch Ihr Nachvollziehen der von mir beschriebenen Übungen, meiner Methode bereits eine neue Facette gegeben, Ihre persönliche. Wenn Sie damit weitermachen, eigene Bewegungssynthesen und -variationen finden und dadurch ein gesteigertes Lebensgefühl erfahren, ist der Zweck dieses Buches erfüllt.